CONTENTS

CAPITOLO 1. APPARATO URINARIO	4
CAPITOLO 2. APPARATO GENITALE MASCHILE	22
CAPITOLO 3. APPARATO GENITALE FEMMINILE	50
COSA E' IL SESSO	67
ALTRI LIBRI PUBBLICATI SU AMAZON	75

GABRIELE BURACCHI

Corso di Anatomia e Fisiologia Umana

quarto volume

Dr. Gabriele Buracchi

Nutrizionista e Psicologo

CAPITOLO 1. APPARATO URINARIO

L'apparato urinario nel suo complesso è composto dai Reni, gli Ureteri, la Vescica e l'Uretra di diversa lunghezza nei 2 sessi.

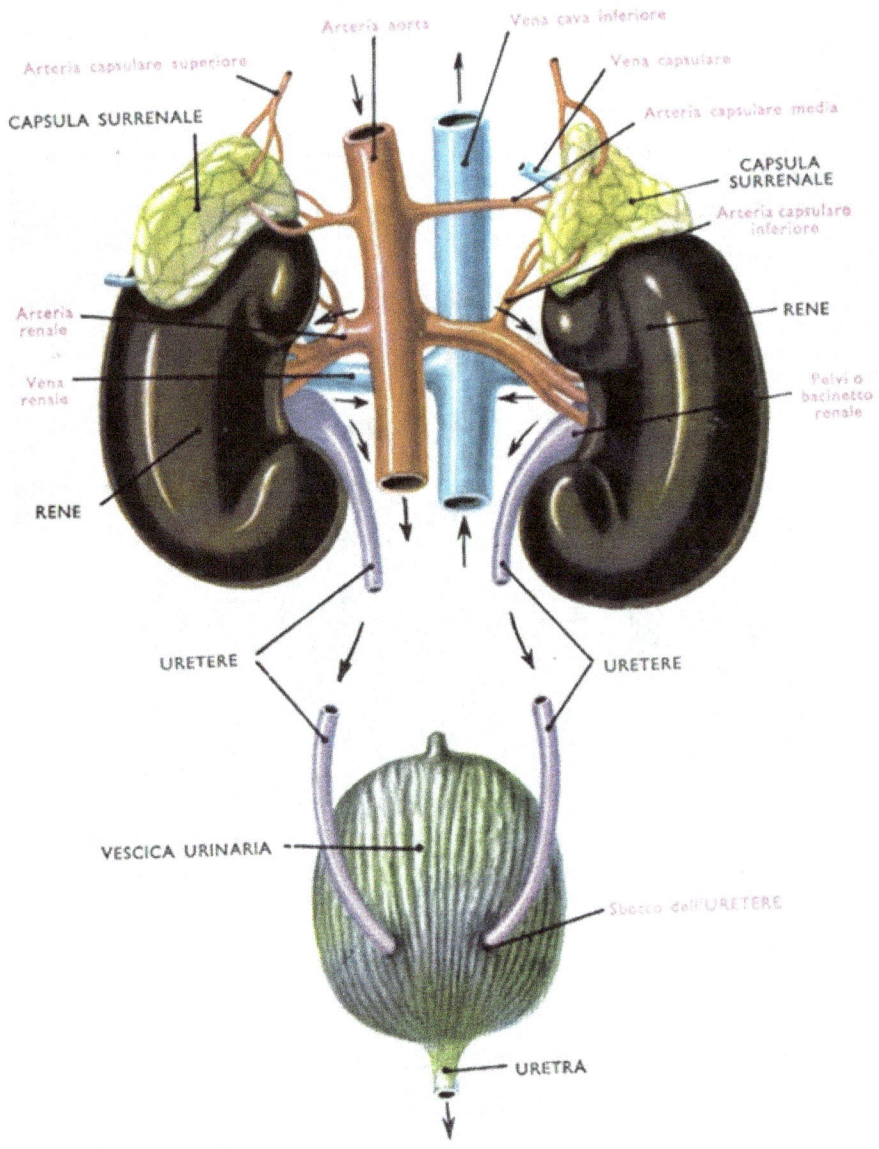

La funzione è duplice:

1) **mantenere in equilibrio costante** la salinità del sangue

2) **separare dal sangue**, per mezzo dell'orina l'urea, l'acido urico, l'ammoniaca, ecc.

Gli organi incaricati di queste funzioni sono i reni e i canali escretori.

Le capsule surrenali illustrate nel disegno sono parte dell'apparato endocrino e vengono trattate in tale apparato.

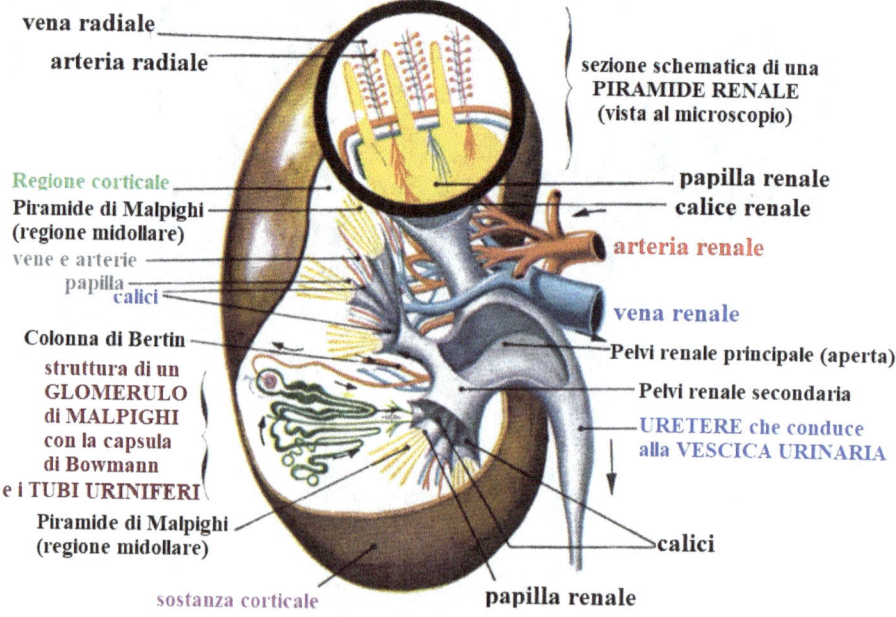

L' orina viene prodotta nei reni, il resto dell'apparato serve solo a condurla all'esterno

I **RENI** sono due organi rossastri a forma di fagiolo, situati nell'addome, sotto il diaframma e al livello dell'ultima vertebra dorsale e della prima e seconda vertebra lombare.

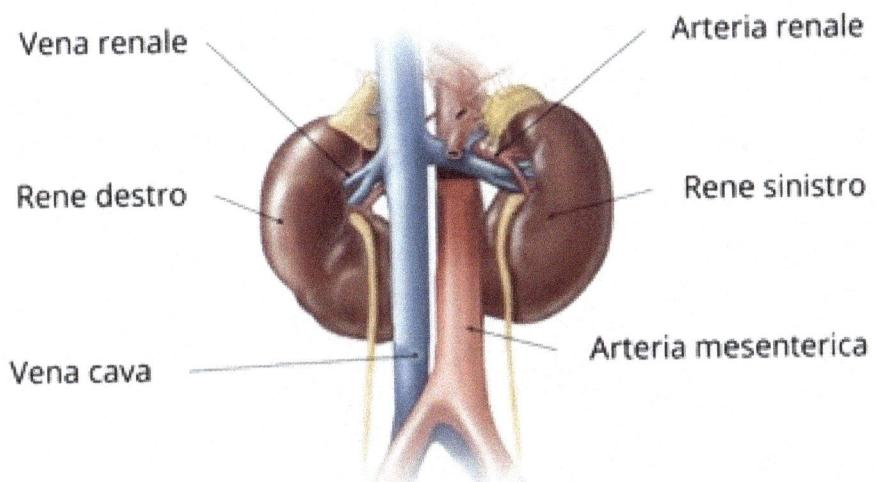

Il rene sinistro è situato un poco più in alto rispetto al destro.
Lunghi circa 10 cm, larghi 7, spessi 3 o 4 cm e dal peso unitario di circa 150 grammi.
Ogni rene riceve grosse quantità di sangue dall'**arteria renale** (ramo dell'aorta) e, dopo averlo filtrato, lo riversa nella **vena renale** che confluisce nella vena cava inferiore.
Svolgono funzioni importantissime oltre alla nota attività filtrante, che consente l'eliminazione di sostanze estranee, inutili o dannose, i reni regolano gli equilibri idro-salini e acido-base nel sangue.
A livello renale avviene anche la sintesi di eritropoietina (ormone che favorisce la produzione di globuli rossi) e

di renina (enzima con azione ipertensiva che regola la sintesi di ormoni implicati nel bilancio del sodio e nel controllo pressorio).

L'unità funzionale del rene è il **nefrone**, un tubulo microscopico in grado di svolgere tutte le funzioni dell'organo e capace, come tale, di filtrare il sangue e raccogliere il filtrato che darà origine all'urina.

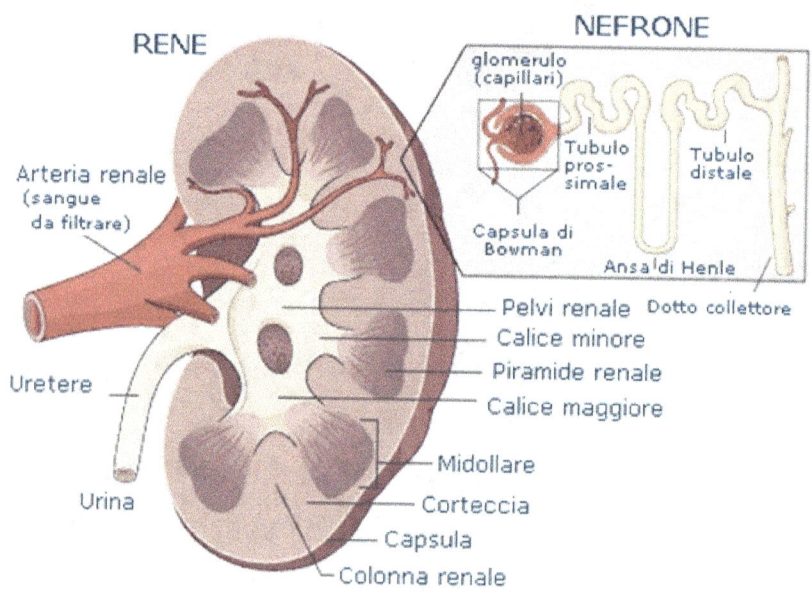

Il prodotto finale della filtrazione confluisce nella pelvi renale e poi, attraverso un piccolo tubicino chiamato uretere, nella vescica, dove si accumula prima di essere escreto attraverso l'uretra.

In ciascun rene sono presenti circa un milione di nefroni; in ognuno di essi possiamo riconoscere un polo vascolare, nel quale scorre il sangue da filtrare, ed una porzione tubulare in cui si raccoglie il filtrato.

La parte vascolare è formata dalla arteriola afferente, che si dirama, come un gomitolo, in una fitta rete di capillari chiamata glomerulo; in questa sede avviene la cosiddetta filtrazione glomerulare, che dà origine al filtrato o *preurina*.

Dopo essere passato dall'arteriola afferente al glomerulo, il sangue confluisce in un altro vaso, chiamato arteriola efferente.

A differenza di quanto avviene nel resto del circolo sanguigno, i capillari renali danno origine ad arteriole e non a venule, poiché nel glomerulo non si ha un passaggio da sangue arterioso a sangue venoso, ma una semplice "setacciatura".

All'esterno del glomerulo, il sangue filtrato viene raccolto in una struttura chiamata **capsula di Bowman**, da cui origina una serie contigua di tubuli, chiamati, nell'ordine, tubulo contorto prossimale, ansa di Henle e tubulo contorto distale, per una lunghezza complessiva di 5 centimetri.

Più tubuli distali provenienti da diversi nefroni confluiscono nel **tubulo collettore**, alla cui estremità viene raccolta l'urina.

FILTRAZIONE

Avviene tra capillari glomerulari e capsula di Bowman.

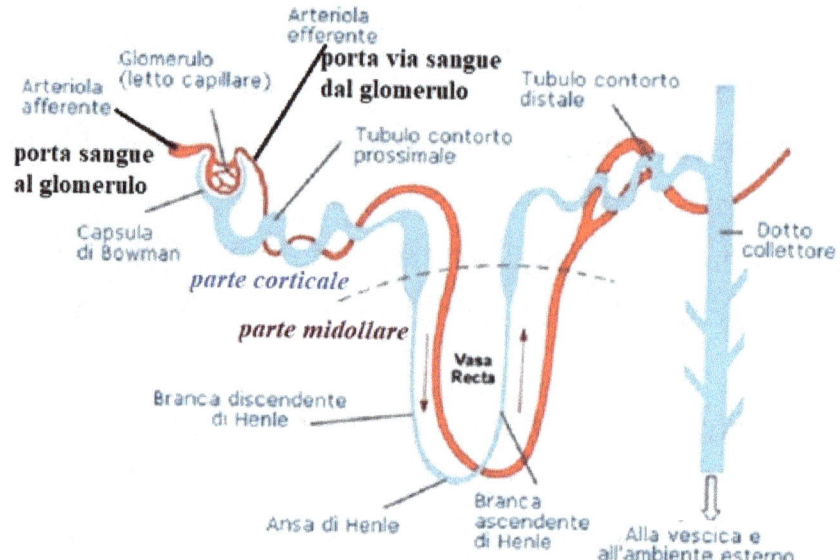

Durante la giornata i reni filtrano circa 180 litri di plasma per poi operare un riassorbimento selettivo delle sostanze che non devono essere eliminate.

Per le loro eccessive dimensioni, nel filtrato non passano le cellule, quindi non sono presenti globuli rossi, bianchi e piastrine; viene inoltre impedito il passaggio delle proteine più grandi.

Il filtrato assume così la stessa composizione del plasma (parte liquida del sangue) privato delle proteine a molecola maggiore, dal momento che solo le più piccole e modeste quantità di albumina riescono a passare nel filtrato.

Quando la preurina abbandona la capsula di Bowman va incontro a modificazioni tramite processi di riassorbimento e secrezione.

RIASSORBIMENTO:

Consiste nel recupero di acqua e soluti filtrati, che passano dai tubuli ai capillari sanguigni.

La quantità riassorbita è quindi data dall'acqua più le sostanze che lasciano la preurina e tornano nel circolo sanguigno.

Tra queste rientrano tutti i prodotti utili per l'organismo, come il glucosio, le proteine più piccole che sono riuscite a passare nel filtrato, gli amminoacidi, le vitamine, una grandissima quantità di acqua e vari sali.

SECREZIONE:

Processo inverso al riassorbimento, per cui alcune sostanze passano dal sangue contenuto nei capillari ai tubuli renali, aggiungendosi a quelle filtrate.

Tra le sostanze secrete rientrano tutte quelle che necessitano di una rapida eliminazione, come i farmaci, gli ioni H+ e le molecole presenti in eccesso.

ESCREZIONE:

Consiste nell'eliminazione dell'urina nella pelvi renale.

Il volume escreto equivale al volume filtrato meno quello riassorbito più quello secreto.

Nel caso del glucosio, essendo il riassorbimento pari al 100% e la secrezione nulla, l'escreto è pari a zero.

L'acqua e i sali minerali sono in parte riassorbiti ed in parte escreti, grazie ad un fine meccanismo regolatorio.

Attraverso i reni transitano circa 700 ml di plasma in un minuto, di cui 125 vengono filtrati per un totale quotidiano di 180 litri di preurina.

Di questo impressionante volume meno dell'un percento viene escreto (circa 1,5 litri al giorno), mentre il rimanente viene rapidamente riassorbito.

Il nostro organismo compie tutto questo lavoro, apparentemente inutile, per poter eliminare in fretta eventuali eccessi o sostanze nocive.

Grazie al grande volume di liquido che li attraversa, i reni possono intervenire attivamente per regolare le varie concentrazioni ed eliminare tutto ciò che non serve.

Riassumendo:

FILTRATO = plasma senza proteine e cellule del sangue

RIASSORBITO = sostanze utili come glucosio, aminoacidi, acqua, vitamine e minerali

SECRETO = sostanze in eccesso, prodotti finali del catabolismo (ad esempio l'urea) o farmaci

ESCRETO = FILTRATO + SECRETO - RIASSORBITO

URETERI

Sono 2 canali tubulari, che connettono ciascun rene alla vescica.

APPARATO URINARIO UMANO

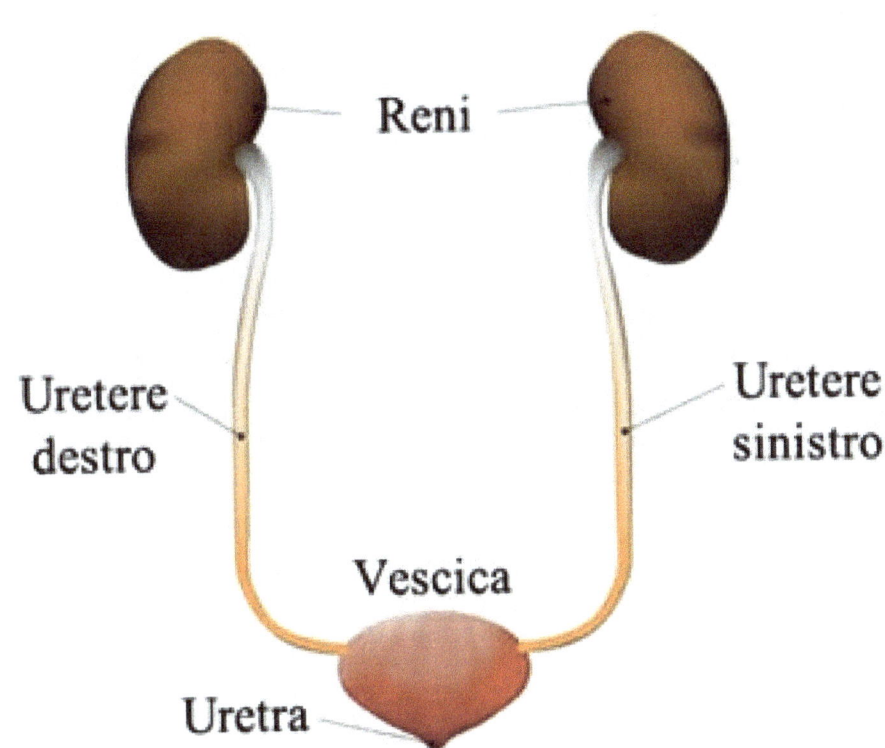

Lunghi circa 28-30 centimetri e con un diametro medio

pari a circa 6-8 millimetri, presentano tre porzioni: addominale, pelvica e vescicale.

La porzione addominale costituisce la prima sezione del canale ureterale, dopo la sua nascita a livello della pelvi renale.

La porzione pelvica rappresenta la seconda sezione, quella con origine a livello della cavità pelvica e con termine in corrispondenza di una curvatura antero-mediale del canale ureterale.

La porzione vescicale, infine, è l'ultima sezione, sfociante, con l'orifizio ureterale, all'interno della vescica.

La funzione degli ureteri è trasportare l'urina, prodotta dai reni, all'interno della vescica.

VESCICA

Si tratta di un organo cavo, muscolo-membranoso ed impari, raccoglie l'urina proveniente dai reni tramite gli ureteri.

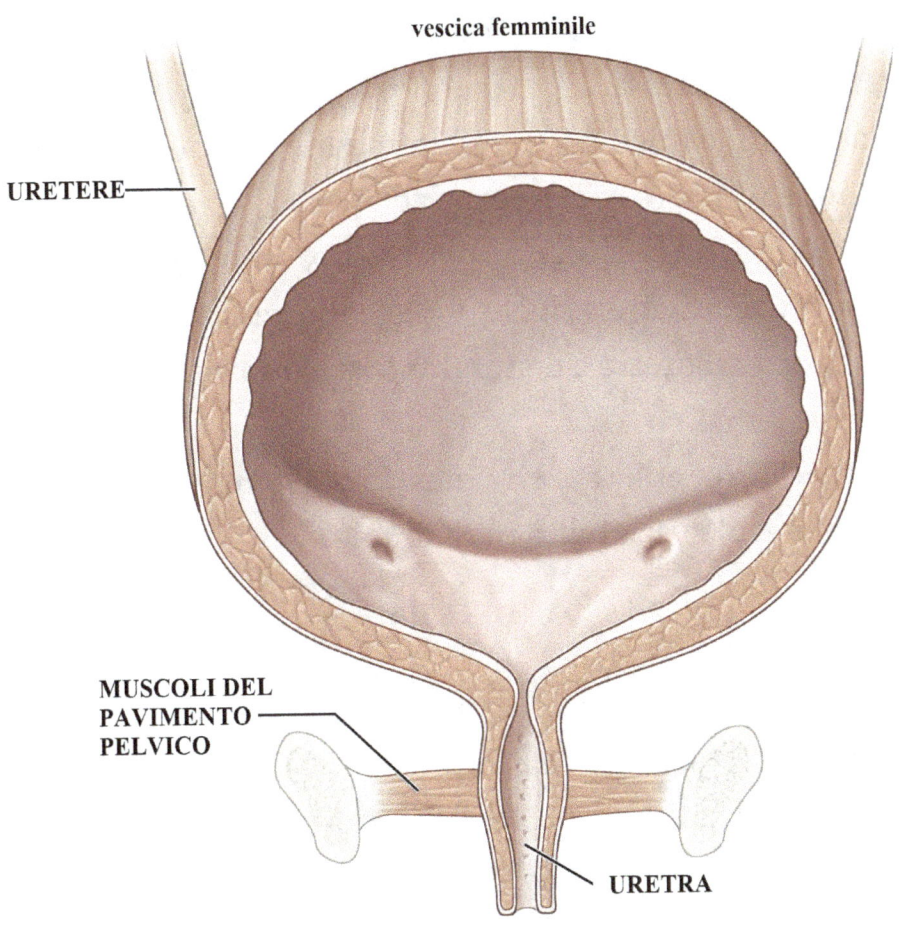

Funge da serbatoio temporaneo, riempiendosi tra una minzione e l'altra e svuotandosi occasionalmente per eliminare all'esterno, attraverso l'uretra, l'urina accumulata.

Si colloca nella regione anteriore del bacino, appoggiata al pavimento pelvico; è situata dietro la parete addominale e la sinfisi pubica, davanti al retto e sopra la prostata nel maschio, davanti ad utero e vagina (che sovrasta) nella femmina.

Riceve lo sbocco degli ureteri e comunica con l'esterno attraverso l'uretra.

Macroscopicamente la vescica viene suddivisa in tre regioni: fondo (o base), corpo ed apice.

Sul fondo della vescica si trovano, uno per lato, gli sbocchi degli ureteri; la zona compresa tra questi e l'orifizio dell'uretra è denominata trigono vescicale.

La vescica ha una capacità massima di circa 200-400 ml, con notevole variabilità individuale

URETRA

L' uretra è il condotto che inizia con la vescica e termina a livello del meato urinario.

Serve principalmente all'espulsione dell'urina.

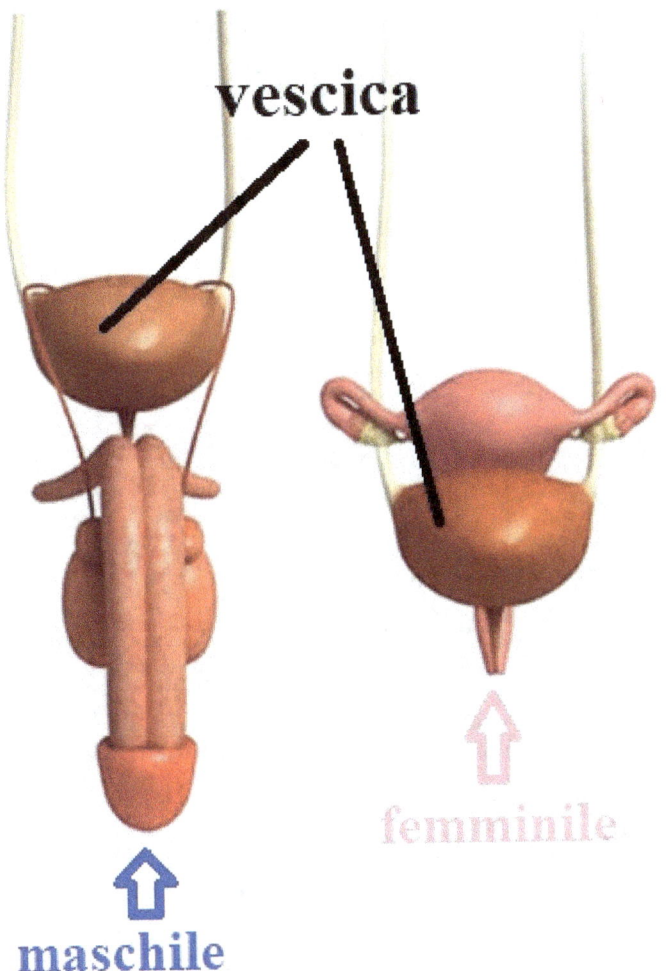

SBOCCO URETRA

L'uretra maschile è differente dall'uretra femminile dato che è decisamente più lunga, percorrendo tutto il pene (15-20 centimetri contro i 4-5 centimetri dell'uretra femminile).

Nell'uomo funge anche da canale per il passaggio dello

sperma, attraversando anche la prostata di cui parliamo in dettaglio nell'apparato genitale maschile, mentre nella donna l'uretra ha una funzione esclusivamente urinaria.

URETRA IN SEZIONE

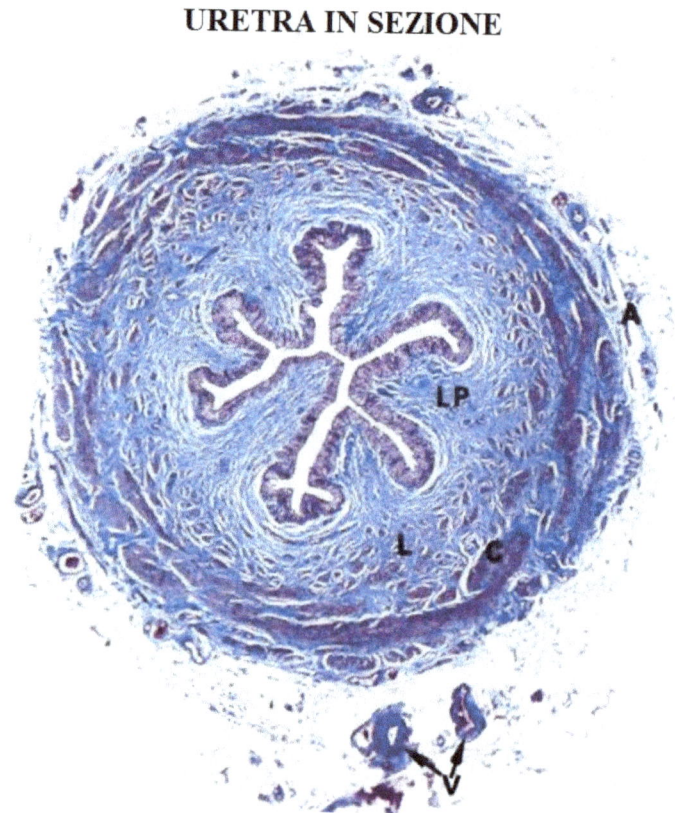

CONTROLLO DEL FUNZIONAMENTO DEL RENE

La quantità di urina prodotta e la sua concentrazione sono regolate in funzione della necessità dell'organismo di trattenere o eliminare acqua.

Questo controllo è su base ormonale.

1: ORMONE ANTIDIURETICO

A livello ipotalamico, recettori sensibili alle variazioni di pressione osmotica del sangue, sono in grado di produrre un ormone, l'ormone antiduiretico, ADH o vasopressina , che viene trasportato dalle fibre nevose al lobo posteriore dell'ipofisi.

In condizioni di disidratazione aumenta la osmolarità ed i recettori stimolati, liberano ADH .

L'ormone agisce sui collettori rendendoli permeabili all'acqua.

L'acqua passa nell'interstizio, fortemente ipertonico, e, conseguentemente, la quantità di urina prodotta diminuisce.

Al contrario, quando beviamo molta acqua, la pressione osmotica del sangue diminuisce e i recettori vengono stimolati molto meno con poca liberazione di ADH.

Questo meccanismo fa si che, tutte le volte in cui si verifica una forte produzione di acqua, sudorazione profusa, vomito diarrea, o insufficiente apporto di acqua, le urine siano poche e molto concentrate.

2: SISTEMA RENINA-ANGIOTENSINA-ALDOSTERONE

Il sistema renina angiotensina aldosterone ed il peptide

natriuretico atriale agiscono in maniera antagonista nella regolazione dell'equilibrio idrico, salino, pressorio del sangue

3: PEPTIDE NATRIURETICO ATRIALE

Questo ormone, prodotto dalle cellule muscolari degli atri, ed immesso in circolo in seguito a dilatazione degli atri, dovuta all'aumento della pressione sanguigna, determina:

-Dilata le arteriole afferenti con conseguente aumento della filtrazione

-Inibisce il riassorbimento di Na nei dotti collettori, determinando un aumento dell'escrezione di Na , e, quindi, di acqua

-Inibisce la secrezione di aldosterone a livello delle surrenali

-Inibisce la secrezione di renina da parte dell'apparato iuxtaglomerulare

FISIOPATOLOGIA DELLA CONTINENZA URINARIA E DELLA MINZIONE

Abbiamo visto come la vescica svolga un doppio ruolo: serbatoio per la raccolta dell'urina continuamente prodotta dai reni (fase di riempimento), e propulsore per la espulsione periodica dell'urina (minzione vera a propria o fase di vuotamento).

Per potere svolgere questo lavoro la vescica è continuamente controllata da parte del sistema nervoso. I centri preposti a questo complicato meccanismo sono posti nel cervello e lungo il midollo spinale.

FASE DI RIEMPIMENTO:
Durate tutta questa fase il progressivo riempimento della vescica viene strettamente monitorato dal nostro cervello.

Dalla vescica partono impulsi continui che arrivano al cervello informandolo del livello di riempimento.

Allo stesso tempo il centro del midollo spinale (lombare) che controlla gli sfinteri urinari invia continui impulsi che determinano contrazione sfinterica, mentre il centro nervoso della minzione (midollo sacrale), che comanda la contrazione vescicale, viene invece continuamente inibito dal cervello.

Al silenzio funzionale del centro della minzione si contrappone l'attività continua nei centri che determinano attivazione degli sfinteri.

Durante il riempimento, se vengono a mancar gli impulsi inibitori sul centro sacrale della minzione, si possono determinare degli stati di contrazione precoce ed involontaria della vescica, con incontinenza urinaria come risultato finale.

Questo succede in alcune malattie del sistema nervoso come il morbo di Parkinson o l'ictus in cui viene leso il controllo inibitorio del cervello.

FASE DI VUOTAMENTO:

Quando il cervello avverte che il riempimento della vescica è al termine, nasce la necessità di urinare.

Si tratta di uno stimolo progressivo, non urgente o che imponga una azione immediata; quando il tempo ed il luogo sono adatti, si ha la minzione.

Questa fase sovverte completamente gli equilibri della fase antecedente: il cervello smette di inviare impulsi inibitori sul centro di contrazione della vescica.

Al contrario, viene inibito il centro del midollo lombare che determina contrazione sfinterica.

Il risultato finale è la contrazione della vescica ed il rilasciamento dell'apparato sfinterico.

Tutte le malattie che interrompono le comunicazioni tra la vescica ed il cervello, o che ledano direttamente i centri spinali, sono in grado di alterare questo complesso equilibrio, agendo sia sul riempimento che sul vuotamento.

CAPITOLO 2. APPARATO GENITALE MASCHILE

L'apparato genitale maschile è l'insieme di organi e strutture anatomiche preposto alla riproduzione sessuale umana, grazie alla sua interazione con l'apparato genitale femminile.

Equivalente funzionale dell'apparato genitale femminile e quindi complementare, l'apparato genitale maschile comprende: **i due testicoli, i due epididimi, i due dotti deferenti, le due vescicole seminali, la prostata, il pene, lo scroto e le ghiandole bulbo-uretrali.**

In sintesi, i testicoli sono deputati alla secrezione degli ormoni sessuali maschili e alla produzione degli spermatozoi.

Gli epididimi contribuiscono a far maturare gli spermatozoi.

I dotti deferenti servono a immettere gli spermatozoi nell'uretra maschile, il canale che servirà alla loro espulsione al verificarsi dell'eiaculazione.

Le vescicole seminali e la prostata producono dei liquidi che servono a formare, assieme agli spermatozoi, lo **sperma, cioè lo sostanza fluida emessa durante l'eiaculazione.**

Il pene è l'organo della copulazione mentre lo scroto è la sacca di cute che protegge e mantiene alla giusta temperatura i testicoli; le ghiandole bulbo-uretrali,

infine, producono un liquido che serve mantenere pulita l'uretra maschile dall'urina.

A differenza di quanto avviene nella femmina, infatti, nel maschio l'uretra fa parte sia dell'apparato genitale che di quello urinario.

FUNZIONE APPARATO SESSUALE MASCHILE

Contrariamente a quanto alcuni pensano, esistono soltanto 2 sessi.

Il sesso non è una scelta. Cerchiamo brevemente di capire come funziona la Natura, in opposizione alle teorie aberranti diffuse dall' Elite.

Che cosa fa di un uomo un uomo e di una donna una donna?

L'embrione, l'inizio della vita, comincia a partire da un ovulo fecondato.

Una volta che lo spermatozoo è entrato nella cellula uovo, si ha lo ZIGOTE.

Lo zigote comincia a dividersi e dopo solo cinque settimane tutte le parti del corpo sono presenti: si possono cioè vedere gli occhi, il cuore e i polmoni.

Dopo due mesi, gli organi sessuali del piccolo **feto sono sulla strada dello sviluppo in pene e testicoli, oppure in**

vagina e ovaie.

La differenza dipende esclusivamente dalla coppia di cromosomi 23.

Il maschio ha un cromosoma **X** ed uno **Y**, mentre la donna ha due cromosomi uguali **X**.

Quindi la cellula uovo ha comunque un cromosoma **X**, se lo spermatozoo che entra è portatore di una **X** si avrà una femmina, mentre se è portatore di **Y** si avrà un maschio.

La Natura è sempre molte semplice.

La conseguenza della differenziazione sessuale fa sì che l'apparato genitale maschile abbia il compito di controllare lo sviluppo dei caratteri sessuali secondari dell'uomo.

Vediamo quindi le funzioni dei vari organi.

I testicoli ricoprono due funzioni estremamente importanti: secernono gli ormoni sessuali maschili e producono gli spermatozoi (processo anche noto come spermatogenesi).

Nei testicoli sono le cellule di Leydig si occupano della secrezione degli ormoni sessuali maschili, mentre la produzione degli spermatozoi avviene ad opera delle cellule germinali, coadiuvate dalle cellule del Sertoli (che hanno il compito di fornire i nutrienti necessari alle cellule germinali per funzionare al meglio).

ORMONI SESSUALI MASCHILI

Gli ormoni sessuali maschili (o androgeni) sono deputati a controllare lo sviluppo dei caratteri sessuali secondari dell'uomo, cioè:

La crescita del pene e degli stessi testicoli.
La comparsa dei peli sul corpo e della barba.
L'irrobustimento della muscolatura.
L'allargamento delle spalle.
L'ingrandimento della prostata.
L'accentuazione del pomo d'Adamo, con il conseguente cambio della voce.

Tra gli ormoni sessuali maschili, figurano:
il testosterone (il più importante).
l'androstenedione.
l'androstenediolo.
il deidropiandrosterone.
l'androsterone.
il diidrotestosterone.

In sintesi cosa sono i caratteri sessuali secondari?
I caratteri sessuali secondari sono quelle caratteristiche che cominciano a notarsi a partire dalla pubertà e che

permettono di distinguere l'uomo dalla donna.

I VARI ORGANI

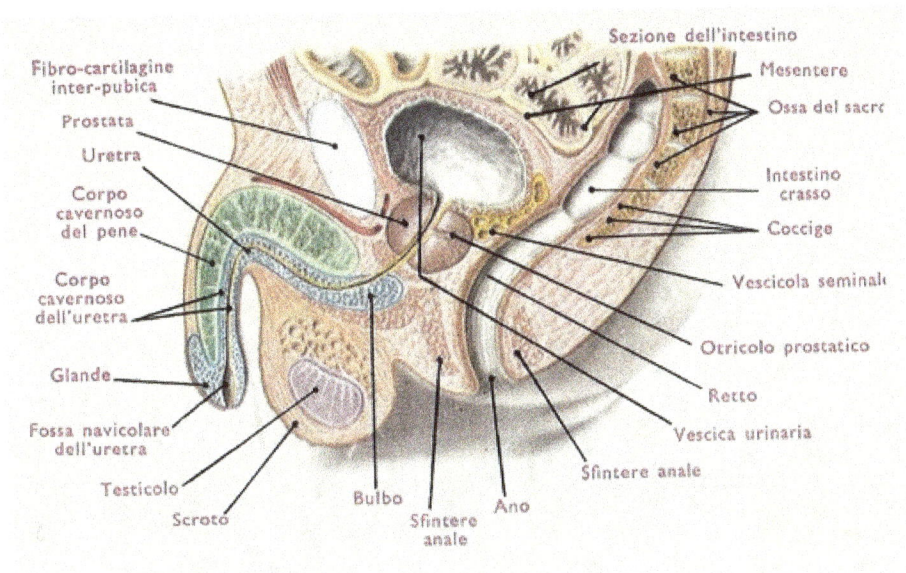

Vista generale in sezione sagittale ed in esploso dell'apparato genitale maschile.

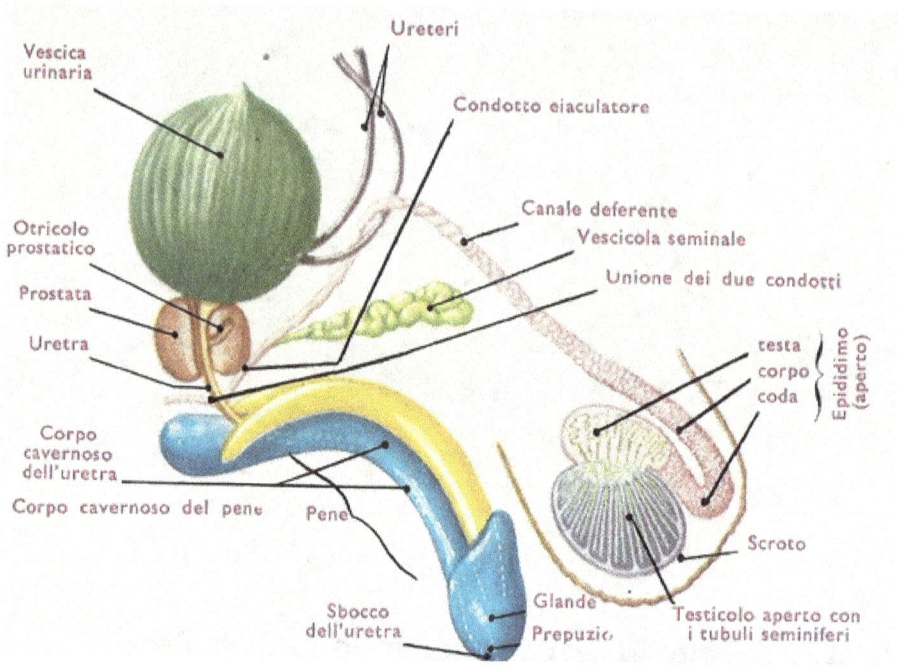

Interessante notare come sia la prostata sia il pene siano attraversati dall'uretra, organo dell'apparato urinario

TESTICOLI

Sono detti anche spermari, sono due ghiandole a doppia secrezione: una esterna (spermatozoi) e una interna (testosterone).
Nella sua parte postero-superiore il testicolo sostiene un corpo prolungato che, per la sua posizione, si chiama epididimo (dal greco epì = sopra e didimo = testicolo). Nell'estremo inferiore è unito al funicolo spermatico cui è sospeso come un frutto al suo picciolo; mancando di aderenze, è mobile. Ciascun testicolo è costituito

da un'infinità di finissimi condotti chiamati tubuli seminiferi nei quali si producono gli spermatozoi.
I testicoli sono contenuti in due sacchetti rivestiti di pelle sottile ed elastica, lo scroto, la quale si presenta fittamente coperta di pieghe dovute alla contrazione dello strato di fibre muscolari che vi aderisce

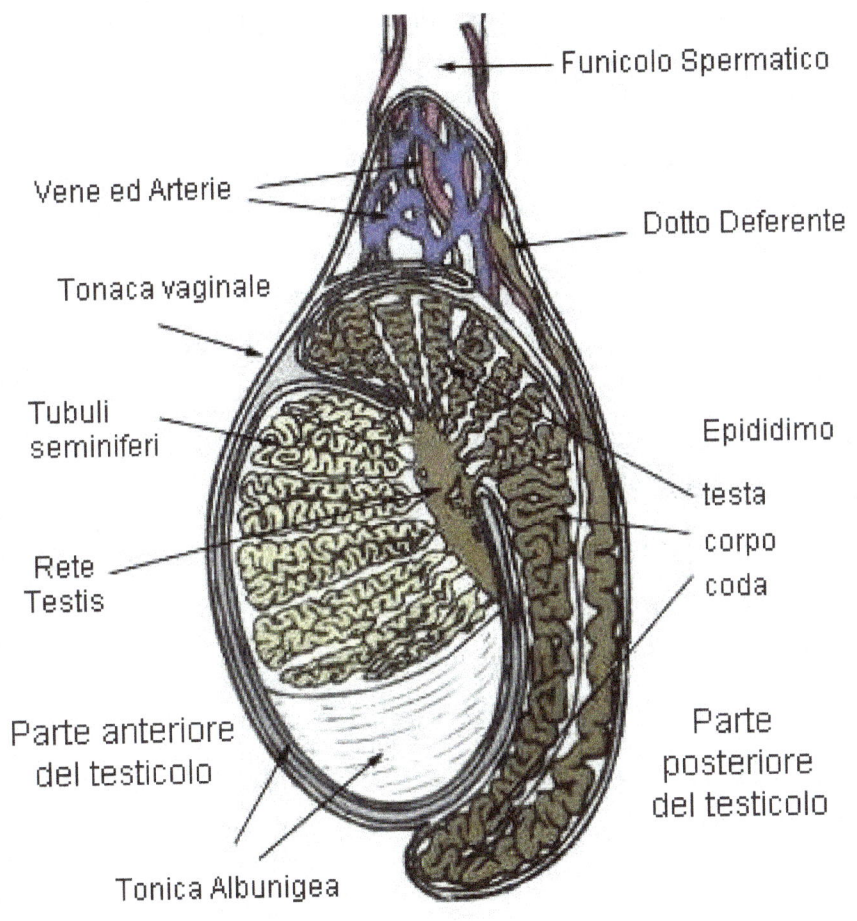

Chiamati anche **didimi**, i **testicoli** oltre alla funzione

riproduttiva gametogena hanno attività endocrina, essendo sede principale della sintesi di testosterone.

Sono piccoli nel feto e nel bambino ma crescono rapidamente all'inizio della pubertà; nell'adulto pesano di circa 10-20 grammi ciascuno.

In numero pari (testicolo di destra e di sinistra) e simmetrici, i testicoli hanno forma ovoidale.

Di consistenza duro-elastica, in età adulta presentano dimensioni medie pari a:

3.5-4 cm di lunghezza
2.5 cm di larghezza
3 cm di diametro anteroposteriore

Sono contenuti nello scroto, sacco fibromuscolare cutaneo sospeso al di sotto della sinfisi pubica tra le facce antero-mediali delle cosce.

Di solito, il testicolo di sinistra è più basso di quello di destra, quindi anche lo scroto è più basso dal lato sinistro, e il funicolo spermatico omolaterale risulta più lungo. Probabilmente questo è avvenuto nel corso dell'evoluzione per impedire ai testicoli di urtare l'uno contro l'altro.

Durante lo sviluppo i testicoli si trovano nella cavità

addominale, accanto ai reni.

Successivamente, si spostano verso il basso trascinandosi dotti, vasi e nervi, che formeranno il funicolo spermatico. Solo poco tempo prima prima della nascita o anche subito dopo, i testicoli vanno a disporsi nei sacchi scrotali. Se questo non avviene si parla di criptorchidismo.

Il Testicolo è costituito da 2 componenti principali:

Le **cellule interstiziali di Leydig** che secernono androgeni (principalmente testosterone)

I tubuli seminiferi che costituiscono il 90% del peso di un testicolo maturo e sono formati da:

Le **cellule germinali** che sintetizzano gli spermatozoi (spermatogenesi)

Ci sono poi le **cellule di Sertoli** che supportano la funzione delle cellule germinali, sia dal punto di vista meccanico che funzionale: forniscono nutrienti (lipidi, glicogeno e lattato) e sostanze ad attività regolatrice la spermatogenesi.

La posizione esterna dello scroto, quindi la distanza dei testicoli dalla sinfisi pubica, è regolata dal muscolo **Dartos** e dalla sua capacità di contrarsi e rilassarsi in funzione della temperatura. Infatti, se la temperatura dei testicoli sale, la sintesi degli spermatozoi (spermatogenesi) viene inibita; di conseguenza, quando fa freddo, la contrazione della muscolatura scrotale porta i testicoli in posizione più vicina al corpo, facendo apparire più raccolta e raggrinzita la borsa scrotale; viceversa, in ambiente caldo lo scroto si presenta allungato, liscio e flaccido. Anche il muscolo cremastere contribuisce a mantenere la temperatura testicolare, regolandone il funzionamento.

EPIDIDIMO

Come abbiamo detto, il testicolo è anche detto Didimo e sopra di lui si trova l'**EPIDIDIMO** un organo situato sopra il testicolo e formato da un tubo strettamente raggomitolato su se stesso che si continua, davanti, con i coni efferenti e, dietro, col canale deferente.

Vi si distinguono: la testa o parte anteriore, più voluminosa del resto; il corpo o parte media; la coda o parte posteriore, più sottile.

Mentre il corpo è alquanto separato dal testicolo, la testa e la coda vi sono fissate rispettivamente dalle vie spermatiche e dalle fibre del legamento scrotale.

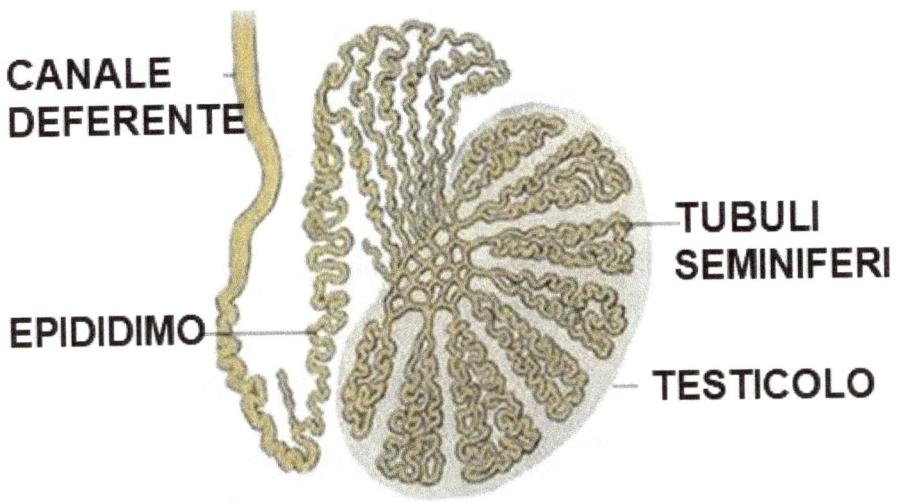

CANALE O DOTTO DEFERENTE

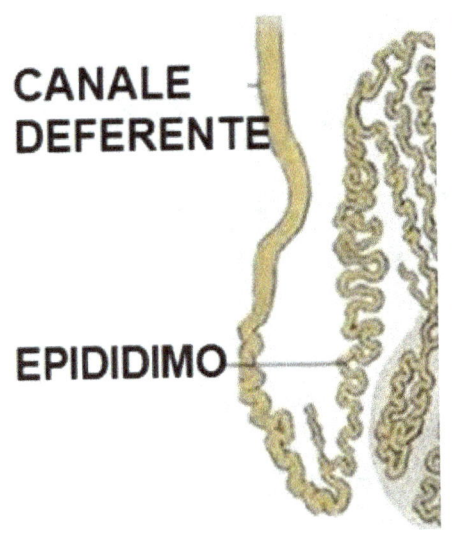

È un condotto intermedio tra l'epididimo (di cui è il prolungamento) e il condotto eiaculatore. Comincia con la coda dell'epididimo, giunge alla pelvi, affonda dietro la vescica e penetra nella prostata in cui, unendosi con la vescicola seminale, forma il condotto eiaculatore.

VESCICOLE SEMINALI

Sono piccoli serbatoi membranosi nei quali si accumula lo sperma di mano in mano che si produce, prima di essere proiettato all'esterno, nell'atto dell'eiaculazione. La vescicola seminale è anche un organo secretorio il quale elabora prodotti albuminoidi che si uniscono allo sperma.

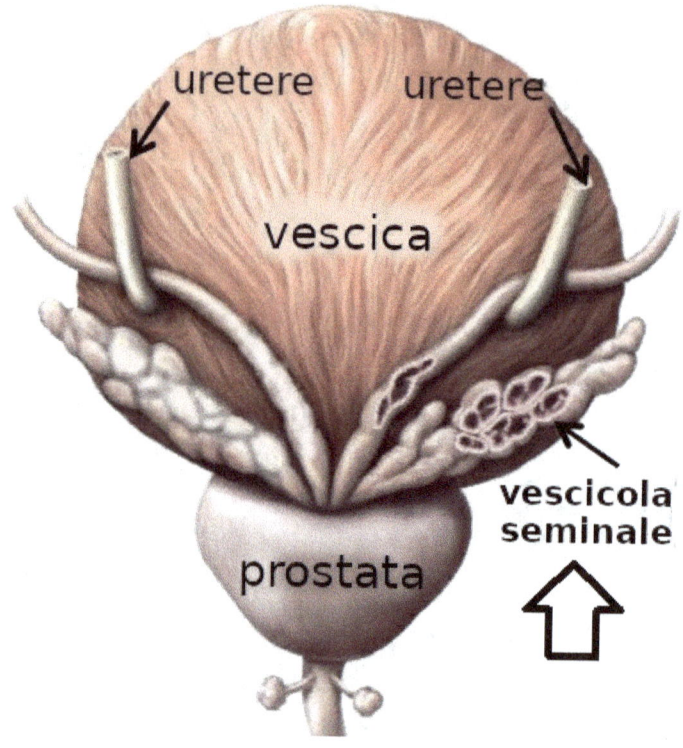

La loro secrezione è. quindi, un fluido viscoso, che costituisce circa il 70% una parte dell'eiaculato.
Combinandosi con il liquido seminale prodotto dalla prostata, questo fluido aiuta a mantenere la vitalità degli spermatozoi.
Il principale costituente del fluido da esse prodotto è il fruttosio, uno zucchero che rappresenta la fonte

energetica degli spermatozoi, che provengono dai testicoli, dopo aver attraversato gli epididimi ed i dotti deferenti.

Il liquido prodotto dalle vescichette contiene anche amminoacidi, prostaglandine, citrato e proteine.

A causa della loro posizione e dei rapporti descritti con gli organi vicini, le vescicole seminali, se infiammate, possono causare problemi alla minzione ed all'eiaculazione.

CONDOTTI EIACULATORI

Sono situati dentro la prostata e sono **formati dall'unione dei canali deferenti e delle vescicole seminali**.

Scendono ai lati dell'otricolo prostatico e sboccano nell'uretra.

Nell'attraversare la prostata, la dividono in due segmenti.

La loro funzione consiste nel condurre nell'uretra lo sperma accumulato in questi due serbatoi.

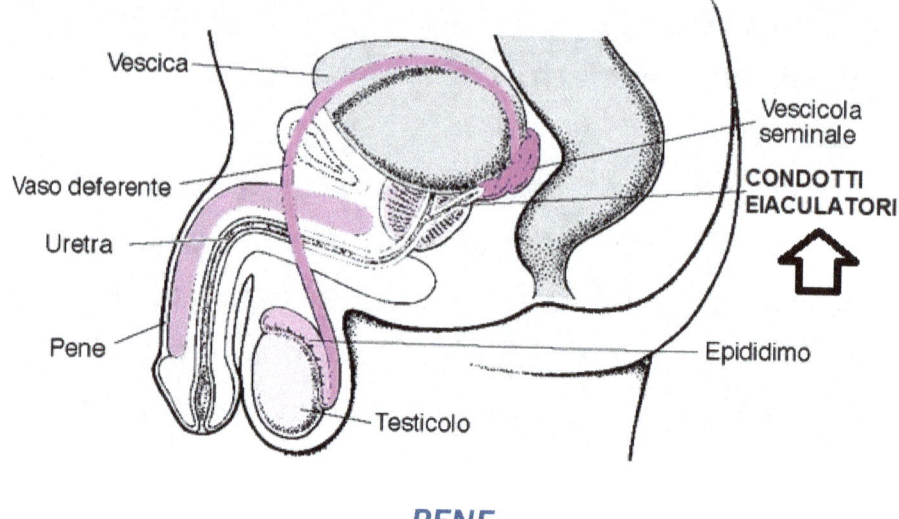

PENE

E' l'organo della copulazione ed ha una forma cilindrica leggermente schiacciata nel senso della lunghezza. Termina con un rigonfiamento denominato glande o bàlano la cui superficie è liscia e rosea.
Al vertice del glande sbocca il meato uretrale.
Il corpo del pene è percorso dal solco balano-prepuziale sul quale si fissa una piega dei tegumenti del pene, chiamata prepuzio, che, a seconda del suo sviluppo, copre più o meno completamente il glande.
La funzione del pene, nell'atto del coito, è quella di portare lo sperma nelle parti genitali femminili percorse dall'ovulo e favorire così la fecondazione.
Questo è reso possibile grazie al fenomeno dell'erezione.

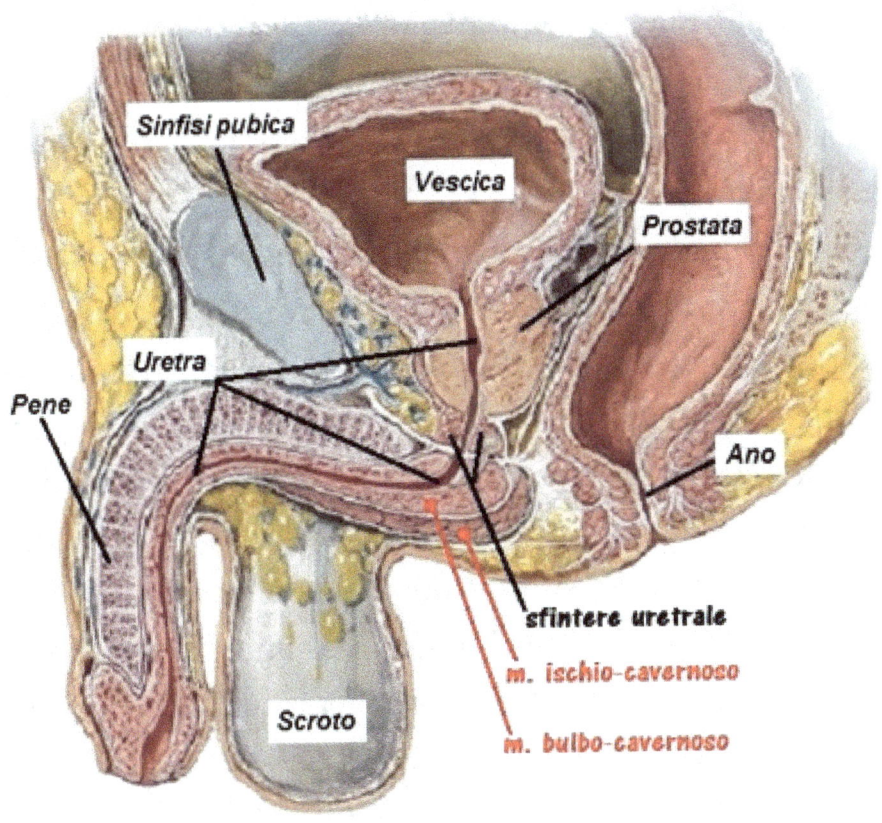

Il termine "erezione" si riferisce all'aumento di volume e all'indurimento di organi o tessuti erettili (pene, ma anche clitoride, capezzoli) dovuto ad una massiccia vasodilatazione.

Qui si parla solo dell'erezione peniena.

L'erezione è un riflesso spinale che porta all'aumento del turgore e delle dimensioni del pene. Rispecchia lo stato di eccitazione sessuale maschile ed è sostenuto dall'integrazione di stimoli di varia natura.

L'erezione è il risultato dell'interazione tra fattori di natura vascolare, ormonale, nervosa, psicologica e genitourinaria.

Sintetizzando, il riflesso dell'erezione, che è sotto il controllo del sistema nervoso autonomo e rappresenta quindi un evento involontario, deriva dall'attivazione tattile dei meccanocettori del glande o di altre zone erogene. Questi stimoli sono poi trasferiti ai centri di controllo spino-sacrali, che li elaborano, attivando quegli eventi biochimici che stanno alla base dell'erezione.

Ai centri spinali situati poco più in alto, all'altezza della prima e della seconda vertebra lombare, possono arrivare anche segnali prodotti dai centri cerebrali superiori, in seguito a stimoli erotici di natura visiva, uditiva, olfattiva o psicologica.

L'integrazione di tutti questi impulsi, compresi quelli di natura inibitoria, produce una risposta dei centri di controllo spinali.

Quando prevalgono i segnali eccitatori, vengono inibite le efferenze simpatiche, normalmente responsabili della vasocostrizione delle arterie del pene e della flaccidità dell'organo.

Contemporaneamente vengono stimolate le efferenze parasimpatiche, che agiscono in maniera

diametralmente opposta, aumentando il flusso ematico al pene e determinandone l'erezione.
con la vasodilatazione delle arterie si riempiono di sangue i corpi cavernosi.

FATTORI CHE INCIDONO SULLE DIMENSIONI
1) Stato di flaccidità o erezione. Le dimensioni del pene aumentano durante l'erezione, per un maggior afflusso di sangue ai tessuti che costituiscono il corpo dell'organo.
2) Età. Il maschio adulto ha un pene più grande del neonato, del bambino o del adolescente.
Ricordiamo che il pene aumenta in termini dimensionali fino a circa il 21esimo anno di vita.
3) Fattori ambientali. Ad esempio il freddo, il caldo o la lunga permanenza in acqua.
Il pene (e lo scroto) sono rivestiti di un tessuto muscolare particolare, che, in base a determinate stimoli esterni, riduce o aumenta temporaneamente le dimensioni del pene (es: il freddo tende a ridurre temporaneamente le dimensioni del pene).
In un uomo adulto, le dimensioni medie del pene allo stato flaccido sono:
Lunghezza: 9 centimetri;
Circonferenza: 9,5 centimetri.

Segnaliamo che non esiste alcuna correlazione tra le dimensioni del pene allo stato flaccido e le dimensioni del pene in fase di erezione. Diversi studi scientifici hanno dimostrato che peni non particolarmente grandi allo stato flaccido raggiungevano dimensioni inaspettatamente importanti allo stato eretto

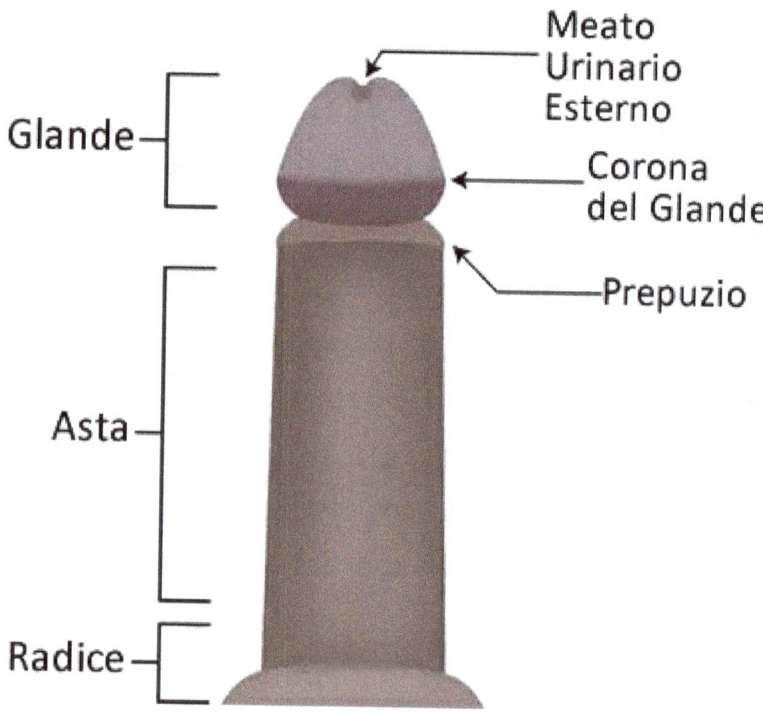

Rappresentazione schematica del pene in erezione

CORPI CAVERNOSI

Sono due masse di tessuto erettile a forma di cilindro schiacciato trasversalmente e un po' ristretto alle due estremità; si estendono dal perineo alla base del glande e formano le parti laterali e il dorso del pene.

Sono le regioni interne del pene, il tessuto erettile con una struttura spugnosa, che contiene il sangue durante l'erezione, permettendo l'irrigidimento del pene stesso.

Sotto decorre il **CORPO SPONGIOSO** o spugnoso, chiamato anche **corpo cavernoso dell'uretra**, è la sezione costituita da tessuto spugnoso che circonda l'uretra del pene, struttura cilindrica di tessuto erettile, che costituisce una delle tre principali strutture del pene, insieme alle altre due che sono i corpi Cavernosi.

La funzione è di prevenire, durante l'erezione, la chiusura dell'uretra mantenendola pervia e permettere l'eiaculazione.

Per questo durante l'erezione, al contrario dei corpi cavernosi, rimane flessibile e non turgido consentendo alle pareti dell'uretra di rimanere separate.

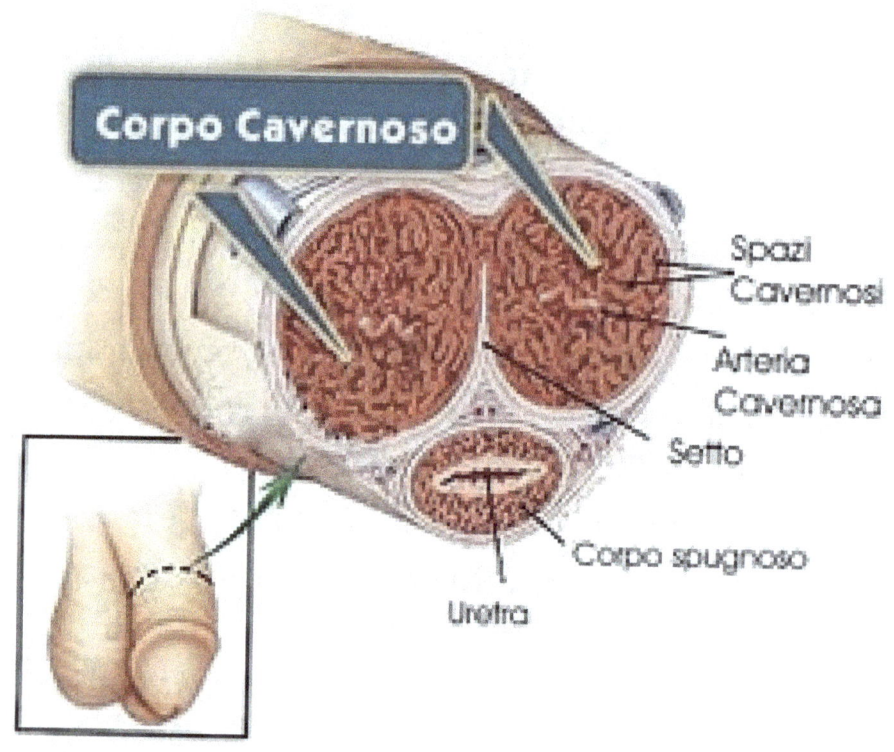

PROSTATA

E' una ghiandola annessa all'apparato riproduttore.
E' una struttura anatomica posizionata nella pelvi quindi nella parte inferiore dell'addome.
La ghiandola è situata subito al di sotto della vescica e davanti al retto.
La prostata si fonde con i due dotti eiaculatori che la attraversano, e come se fosse una ciambella, circonda parzialmente la prima parte dell'uretra, detta perciò uretra prostatica, il piccolo condotto che porta l'urina

dalla vescica all'esterno.

Nell' adulto, la prostata pesa circa 20 g e, in condizioni normali, ha di solito dimensioni e forma assimilabili a quelle di una castagna, con la base in alto, attaccata alla superficie inferiore della vescica, e l'apice rivolto verso il basso.

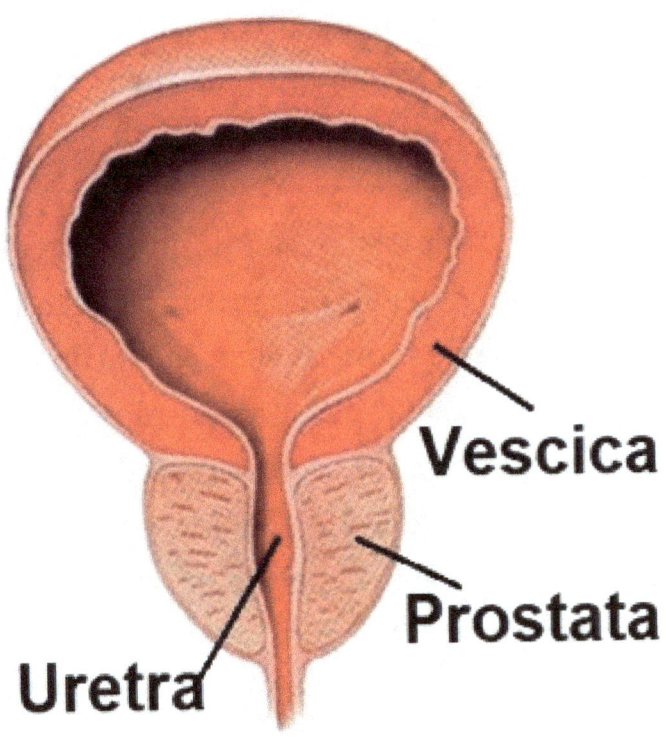

Con il passare degli anni o a causa di alcune patologie, la prostata può ingrossarsi. Proprio a causa della sua posizione, alcune alterazioni della struttura e dello stato della prostata, possono influenzare la minzione, l'eiaculazione o la defecazione.

Una descrizione dettagliata di questo organo e delle sue problematiche assieme ai rimedi naturali si trova nel mio libro: **PROSTATA: ISTRUZIONI PER L'USO. su Amazon**

Interviene nella sintesi e secrezione del liquido prostatico che al momento dell'eiaculazione si nell'uretra, combinandosi ad altri secreti.
L'insieme di tutte queste componenti dà origine al liquido seminale, che fuoriesce dal pene nell'eiaculazione.
Gli spermatozoi, prodotti nei tubuli seminiferi dei testicoli, beneficiano del liquido prostatico, il quale serve per aumentarne sopravvivenza e motilità
Questa ghiandola è sensibile all' azione degli ormoni, in particolare, la sua crescita le sue funzioni dipendono dagli ormoni sessuali maschili, gli androgeni.
Fra gli androgeni, la parte dei protagonisti è svolta dal testosterone, prodotto dai testicoli, e da un suo metabolita, il diidrotestosterone, prodotto dalla prostata stessa.

Il PSA

Il PSA, acronimo di **Prostate Specific Antigen**, è una proteina prodotta dalla prostata che si ritrova nel sangue, anche in assenza di problemi.

Il **PSA** è il principale marcatore per la diagnosi di malattie dell'organo.

Se si trovano livelli elevati o crescenti nel tempo, potrebbero segnalare la presenza di condizioni benigne (una prostatite, un'iperplasia prostatica benigna ecc.), quanto di processi neoplastici.

Lo screening iniziale per la diagnosi di cancro della prostata sulla popolazione maschile prevede proprio il test ematico del PSA.

SPERMATOZOI

Sono le cellule riproduttrici dell'uomo, noti anche come gameti o cellule germinali maschili, prodotti dal testicolo nei tubuli seminiferi.

Affinché la spermatogenesi (la sintesi testicolare di spermatozoi) abbia luogo, è fondamentale che la temperatura dello scroto sia inferiore di 2-4 °C rispetto alla temperatura corporea.

Sono emessi all'esterno in occasione dell'orgasmo, risalendo le seguenti strutture: epididimo, dotto deferente, canale eiaculatorio e uretra.

Durante questo viaggio si mescolano al secreto di prostata, ghiandole seminali e bulbouretrali che serve a sterilizzare l'uretra, aumentare la vitalità degli spermatozoi, fornire loro nutrimento (principalmente

fruttosio) e garantirgli una migliore lubrificazione e sopravvivenza nelle vie genitali femminili.
L'insieme degli spermatozoi e di questo liquido biancastro, un po' vischioso, prende il nome di sperma.

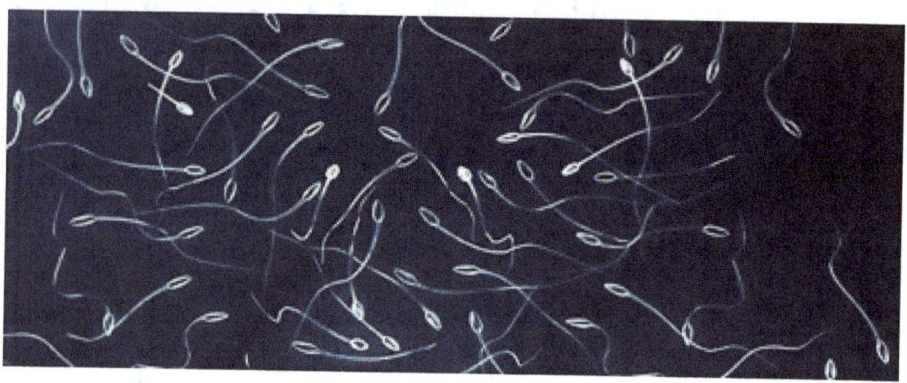

Il singolo spermatozoo è una cellula molto piccola, con dimensioni nell'ordine dei 50-70 millesimi di millimetro
Nella sua struttura possiamo riconoscere una testa - contenente il nucleo e l'acrosoma – un segmento intermedio - ricco di mitocondri - ed una coda, chiamata flagello. Questa morfologia è essenziale affinché lo spermatozoo possa espletare la propria funzione, che è quella di risalire la vagina sino all'utero e alle tube, per raggiungere l'ovocita e penetrarlo (fecondazione).

La straordinaria numerosità e mobilità degli spermatozoi rappresenta una caratteristica essenziale per garantire la fecondazione.

Infatti, una volta riversati in vagina, gli spermatozoi si trovano dinanzi ad una serie di ostacoli, primo tra tutti il muco cervicale.

Dei 300 milioni (circa) di spermatozoi riversati in vagina, soltanto poche centinaia raggiungono la cellula uovo e uno solo potrà, eventualmente, fecondarla.

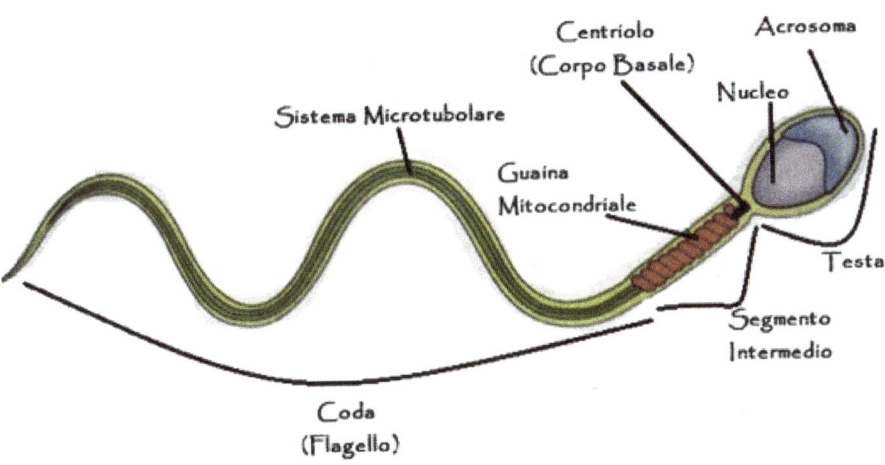

La maturazione completa di uno spermatozoo richiede circa 64 giorni.

In ogni momento differenti regioni dei tubuli seminiferi contengono spermatociti (i precursori degli spermatozoi) in differenti stadi di sviluppo.

Grazie a questo sfasamento temporale, il ritmo di produzione è pressoché costante e stimabile in circa 100-200 milioni di spermatozoi al giorno.

Gli spermatozoi possono rimanere vitali nell'apparato genitale femminile fino a 72-96 ore dal rapporto.

Se invece sono emessi all'esterno, a temperatura ambiente, possono rimanere vitali circa uno o due giorni, ma con grande variabilità individuale e in percentuali sempre più basse col passare del tempo.

A 36°C vivono, invece, solo poche ore.

Da notare che dei milioni di spermatozoi che vengono depositati in vagina, solo un centinaio normalmente raggiunge le tube mentre gli altri muoiono durante il percorso.

CAPITOLO 3. APPARATO GENITALE FEMMINILE

L'apparato genitale femminile è l'insieme di organi e strutture anatomiche che, nella donna, è deputato alla produzione delle cellule uovo e degli ormoni sessuali femminili e, in generale, a tutto il meccanismo di riproduzione (dall'accoppiamento alla maturazione del feto).

Gli organi che costituiscono l'apparato genitale femminile sono :

OVAIE
TUBA UTERINA O OVIDUTTO
UTERO
VAGINA
VULVA
CLITORIDE

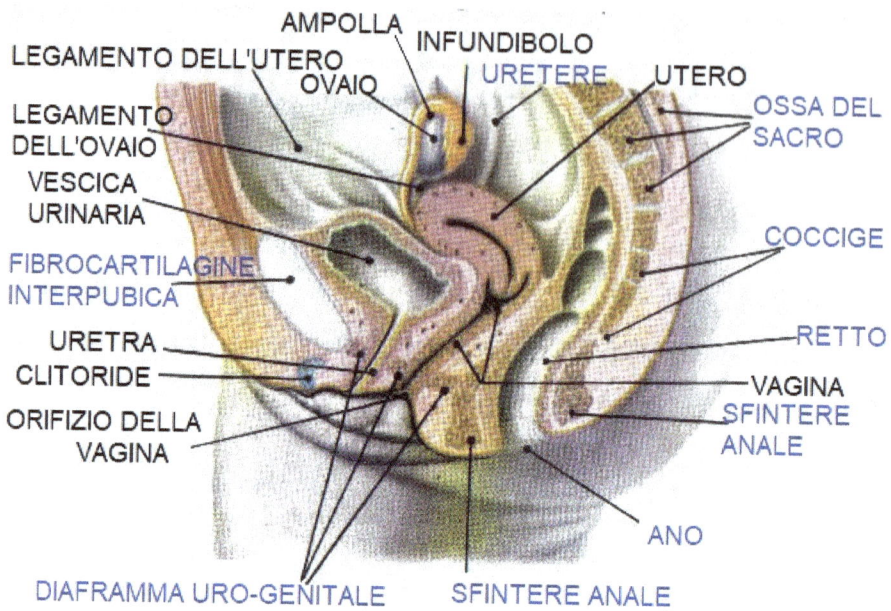

Apparato genitale femminile in sezione.

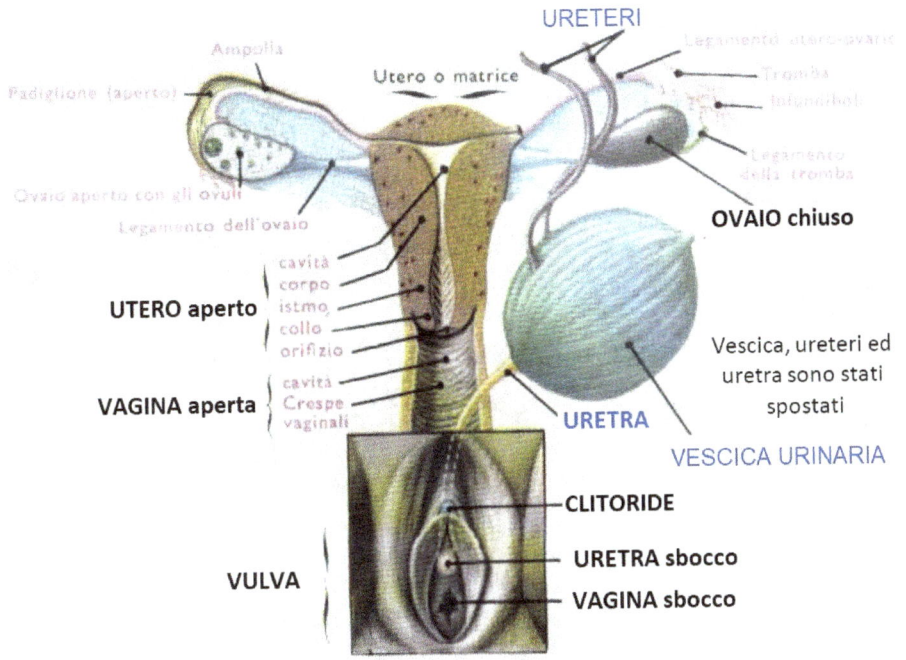

APPARATO GENITALE FEMMINILE DALL'ALTO. IN SEZIONE
e CON VULVA DAL DAVANTI

OVAIE OD OVARI

Sono due organi simmetrici di apparenza ghiandolare destinati a produrre gli *ovuli e* sostenuti da tre fasci muscolari:

I *legamenti utero-ovarici* o *legamenti dell'ovaio*, i *legamenti tuboovarici* o *legamenti della tromba*, i *legamenti lombo-ovarici* o *infundibolo-pelvici*.

I primi si estendono dall'estremità interna dell'ovaio all'angolo dell'utero;

I secondi uniscono l'estremità esterna dell'ovaio con la tromba;

I terzi operano come legamenti sospensori dell'ovaio.

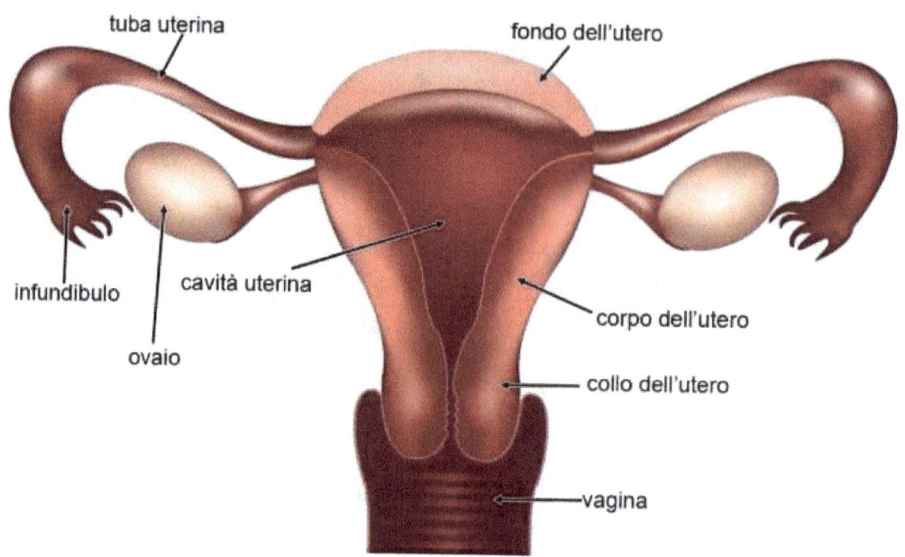

All'inizio della pubertà si trovano nelle ovaie da **40.000** a **80.000** ovuli la maggior parte dei quali andrà col tempo degenerando.

Solo pochissimi (**300-500**) giungono a maturazione, uno per volta, ogni quattro settimane, nell'arco del periodo di vita fertile

Producono la cellula uovo (od ovocita od oocita), che è il gamete femminile.

Per circa metà del ciclo mestruale, ogni cellula uovo sosta nell'ovaio per andare incontro al processo di maturazione.

Alla conclusione della fase di maturazione ha luogo l'ovulazione, ossia il rilascio dell'ovocita nelle tube di

Falloppio.

Gli Ovari secernono gli ormoni sessuali femminili, estrogeni e progesterone, che hanno un ruolo essenziale nello sviluppo dei caratteri sessuali secondari e nella riproduzione. (*se ne parla nell'apparato endocrino*)

Insieme all'utero le ovaie sono gli organi principali dell'apparato genitale femminile.

Tromba uterina o ovidutto detta anche tromba o tuba di Falloppio

Si tratta di due condotti, destro e sinistro, che si estendono dall'estremità esterna dell'ovaio all'angolo superiore dell'*utero.*

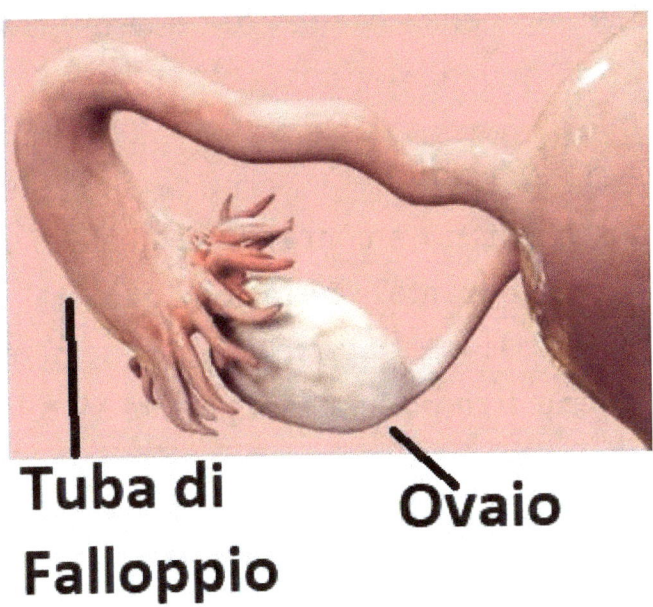

La loro funzione è, all'atto della deposizione dell'ovulo,

quella di raccogliere l'ovulo stesso dalla superficie dell'ovaio e di spingerlo verso la cavità uterina, nella quale si fissa e si sviluppa, se è stato fecondato, o dalla quale viene espulso all'esterno, nel caso contrario.

La tromba si trasforma così in un vero e proprio condotto escretorio della ghiandola genitale; da ciò il nome di **ovidutto** (dal latino *ovum* = **uovo**, e *ducere* = **condurre**).

La sua estremità interna si continua con *l'utero* mentre quella esterna dà origine a un piccolo cordone, chiamato **legamento tubo-ovarico**, che la unisce all'ovaio e le impedisce di spostarsi, senza tuttavia precluderne i movimenti nella propria sede.

Generalmente nella cavità di queste trombe lo spermatozoo feconda l'ovulo.

L'UTERO O MATRICE

E' un muscolo liscio e concavo nel quale si fissa e si sviluppa l'uovo durante la gestazione.

E' situato dietro la *vescica urinaria* e davanti al retto.

Si distinguono: il *corpo* o parte superiore e il *collo* o parte inferiore.

Dopo la fecondazione è destinato a servire da ricettacolo all'ovulo.

Lo riceve quando esce dalla tromba, lo trattiene nella

propria cavità durante tutta la sua evoluzione e, quando il feto è giunto a maturità, contribuisce con le proprie contrazioni a espellerlo all'esterno.

Questa è la nascita.

Pertanto l'utero si converte nell'organo della gestazione e del parto.

LA VITA

Contrariamente a quello che certe ideologie propongono, la nascita di una nuova vita comincia col processo noto come fecondazione, quindi ancor prima dell'impianto dello zigote nell'utero.

La fecondazione avviene quando uno spermatozoo maschile, una volta all'interno dell'apparato genitale femminile, riesce a raggiungere e penetrare la cellula uovo rilasciata da un ovaio e situata lungo una delle due tube di Falloppio.

La fecondazione è l'incontro del patrimonio genetico maschile con quello femminile.

Il risultato di questo è un nuovo corredo di 46 cromosomi che determinerà tutto il successivo sviluppo della nuova vita.

In questo modo si ha la cellula-uovo fecondata meglio detta **zigote**, che racchiude in sè tutte le caratteristiche dell'individuo, contenute nel DNA.

Dopo circa quattro ore dalla sua formazione, lo Zigote comincia a dividersi in modo continuo, andando a costituire una sorta di grappolo cellulare di forma tondeggiante, chiamato **blastula o blastocisti**.

Il destino della blastula è quello di raggiungere l'utero e qui impiantarsi nell'endometrio, così da poter finalmente diventare **embrione**, prima, e **feto**, poi.

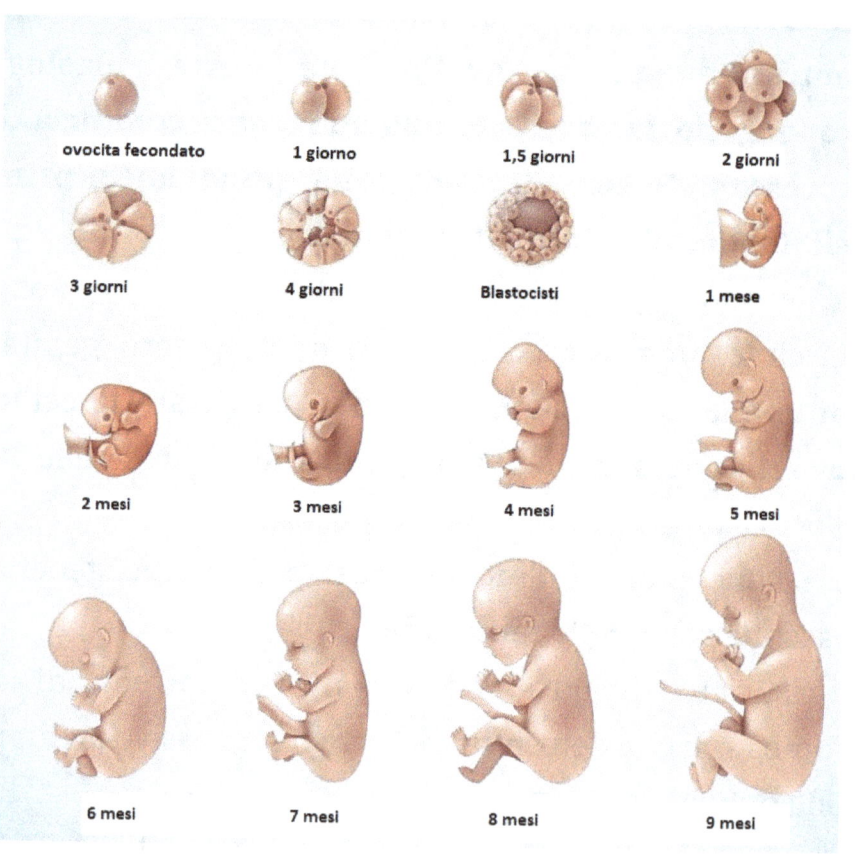

**Dall'Ovocita Fecondato (Zigote) alla nascita.
Un processo unico**

Come si vede dalla figura, la vita è un processo continuo sia prima della nascita così come dopo la nascita.
Lo ZIGOTE è già in tutto un individuo unico e diverso da tutti gli altri individui.

La cervice uterina, nota anche come collo dell'utero, è la stretta porzione cava con cui termina l'utero e che collega quest'ultimo con la vagina.
La cervice uterina ha forma cilindrica o conica.

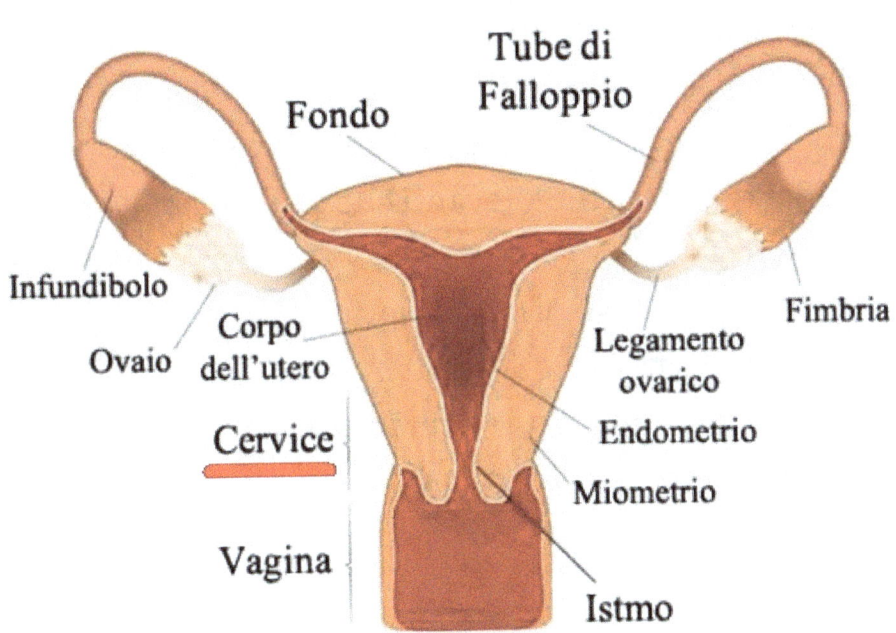

In genere, circa metà del collo dell'utero è visibile a occhio nudo, attraverso l'apertura esterna della vagina.
La parete dell'utero costituita da tre strati di tessuto che,

dall'interno verso l'esterno, prendono il nome di:

endometrio: tonaca mucosa che riveste internamente la cavità uterina

miometrio: tonaca muscolare, costituita da uno strato di muscolatura liscia che contribuisce per il 90% c.a. allo spessore complessivo dell'organo.

perimetrio: tonaca sierosa, foglietto peritoneale che lo riveste esternamente solo nel corpo e nel fondo (manca nei lati e nella porzione sopravaginale della cervice).

Funzioni dell' Endometrio.

Dalla pubertà (11-13 anni) sino alla menopausa (45-50 anni), l'endometrio del corpo e del fondo va incontro a modificazioni cicliche rilevanti che si verificano ogni 28 giorni (circa).

Sotto influenza degli ormoni ovarici si ha:

fase rigenerativa e proliferativa (giorni 5-14): l'endometrio uterino si arricchisce gradualmente di nuove cellule e vasi sanguigni, le ghiandole tubulari si allungano

e nel complesso l'endometrio aumenta il proprio spessore

fase ghiandolare o secretiva (giorni 14-28): in questa fase l'endometrio raggiunge il suo massimo spessore, le cellule si ingrandiscono riempiendosi di grasso e glicogeno, il tessuto diviene edematoso → l'utero è funzionalmente e strutturalmente pronto ad accogliere la cellula uovo fecondata e a sostenerla nel suo sviluppo.

fase desquamativa o mestruale (giorni 1-4): il costante mantenimento dell'endometrio in uno stato favorevole all'impianto sarebbe, per l'organismo, troppo dispendioso dal punto di vista energetico.
Per questo, nel caso in cui la cellula uovo non venga fecondata, lo strato più superficiale dell'endometrio va incontro a necrosi, sfaldandosi.
La fuoriuscita di piccole quantità di sangue e residui tissutali ormai morti dà origine al **flusso mestruale**.

Modificazioni dell'endometrio durante il ciclo mestruale.

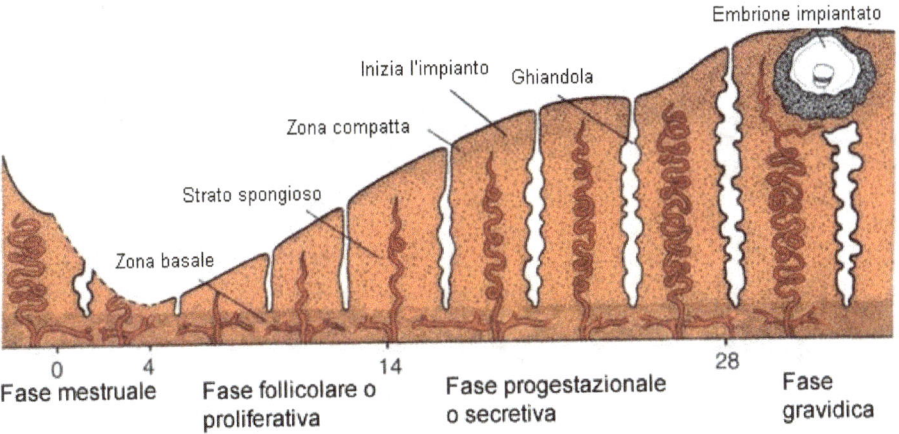

LA VAGINA
E' un condotto muscolo membranoso molto lungo, largo

e estensibile che va dall'utero alla *vulva*.
Come continuazione della cavità uterina, per essa passano il flusso mestruale, i prodotti di secrezione dell'utero e il feto e i suoi annessi al momento del parto.
Tuttavia, il condotto vaginale disimpegna questa funzione in maniera puramente accessoria.
Il suo compito principale è quello di ricevere il pene durante il coito, costituendo nella donna l'organo della copula.
La vagina si apre all'esterno nella Vulva detta anche *pudendum* in realtà un termine generale che serve per designare l'**insieme** degli *organi genitali esterni femminili*.

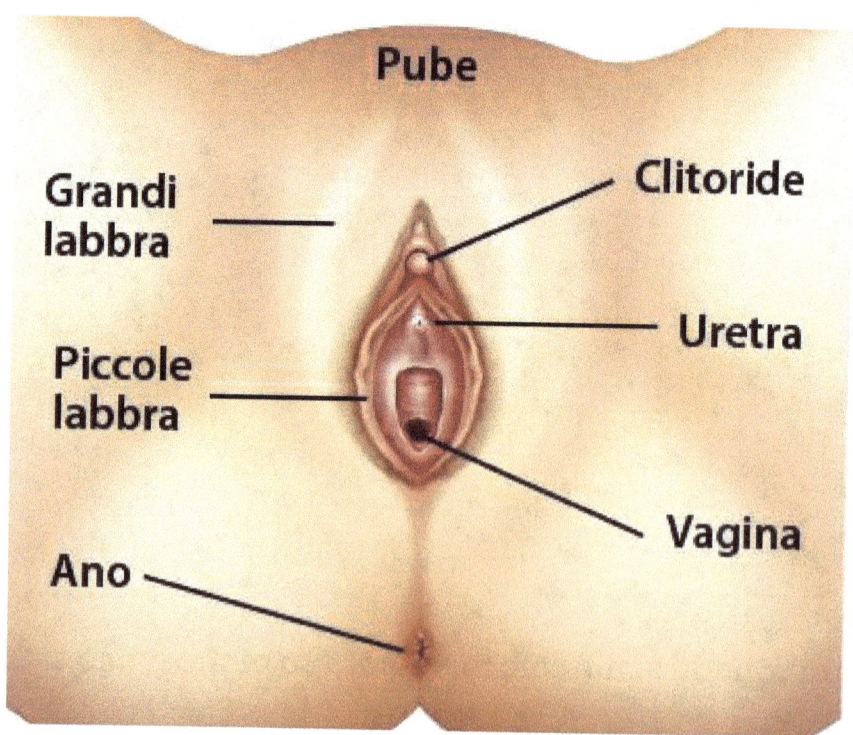

E' un'eminenza ovoidea a grande asse antero-posteriore, delimitata sul davanti dalla parete anteriore dell'addome, di dietro dal perineo e lateralmente dalla faccia interna delle cosce.

In essa si aprono il *meato urinario,* che è un orifizio rotondeggiante, e l'orifizio inferiore della vagina che è un'apertura più o meno ovale.

CLITORIDE

E' un organo erettile, impari e mediano, situato nella parte superiore e anteriore della vulva.

Corrispondente femminile, anche se di dimensioni ridotte, del pene maschile, con la differenza che - mentre il pene assolve anche ad altre funzioni - la clitoride sembra deputata esclusivamente a dare piacere alla donna.

Da notare che l'innervazione sensitiva della clitoride è la più alta dell'organismo umano.

Basti pensare che nella zona affluiscono circa ottomila terminazioni nervose, circa il doppio di quelle del pene maschile.

La sua sensibilità è tale che una stimolazione troppo forte o diretta può causare una sensazione di fastidio, se non addirittura di dolore.

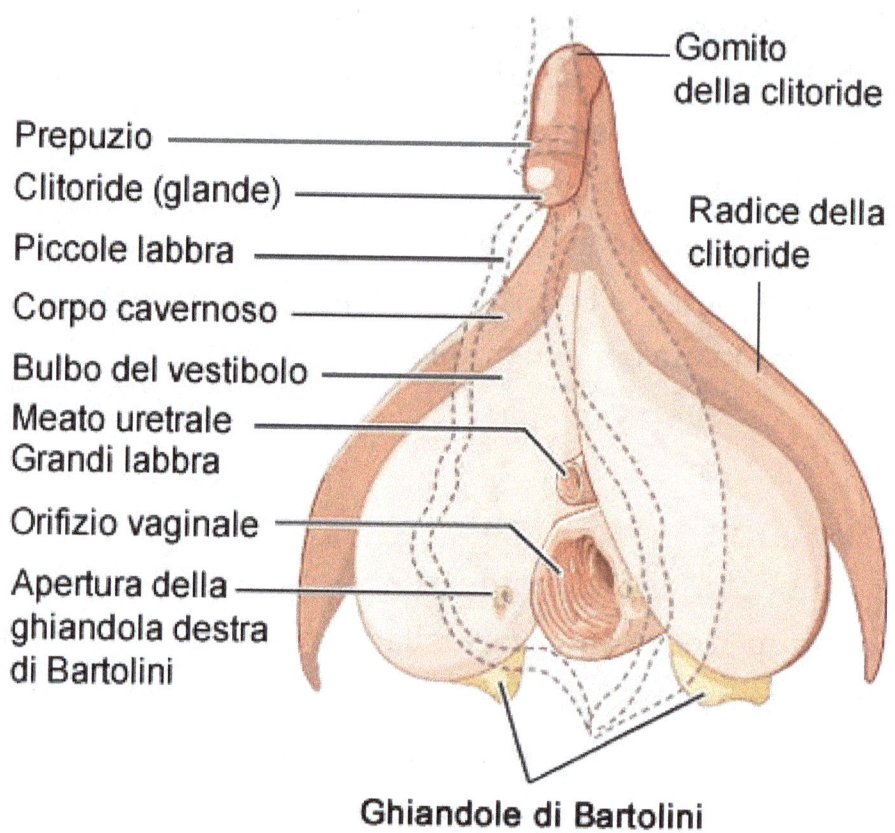

Ghiandole di Bartolini

GHIANDOLE DI BARTOLINI

Si tratta di 2 piccole strutture ovali, appartenenti all'apparato genitale femminile esterno.

Sono situate nella porzione postero-laterale dell'orifizio vaginale, a livello dell'estremità inferiore delle pliche cutanee (o labbra) della vulva.

La loro funzione è strettamente legata all'attività sessuale: nella fase di eccitazione della donna, queste strutture sono deputate alla secrezione di un **liquido chiaro** e viscoso, che agisce da lubrificante per la vagina.

GRANDI LABBRA (O LABBRA MAGGIORI)

2 pieghe cutanee longitudinali estese verso il basso e all'indietro, a partire dal monte di Venere fino al perineo.
A livello del monte di Venere, formano la cosiddetta commessura vulvare anteriore (N.B: in anatomia, commessura identifica un punto di congiunzione tra due parti di una struttura).
A livello del perineo, esattamente a pochi centimetri dall'ano, formano la cosiddetta commessura vulvare inferiore (forchetta vulvare).

PICCOLE LABBRA INTERNE

Sottili pliche cutanee rilevabili su entrambi i lati dell'apertura della vulva nello spazio circoscritto dalle grandi labbra.
Variano ampiamente in termini di dimensioni, pigmentazione e forma da individuo a individuo.

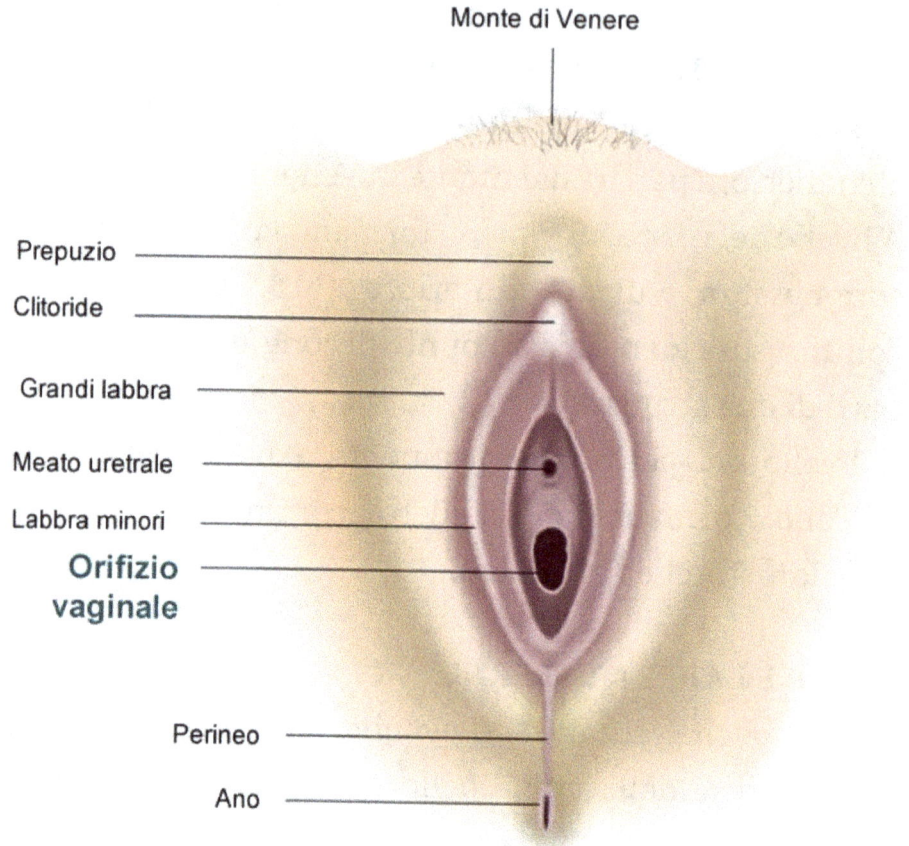

MONTE DI VENERE

Ha forma triangolare con l'apice verso il basso.

E' una massa arrotondata di tessuto adiposo in corrispondenza del pube e limitata superiormente dall'ipogastrio e lateralmente dalle pieghe inguinali.

Rispetto alle altre strutture della vulva sovrasta le grandi labbra.

L'epidermide del **monte di Venere** è spessa e presenta ghiandole sebacee e sudoripare.

In età prepuberale à una regione anatomica glabra, cioè priva di peli ma con l'inizio della pubertà e fino al termine di questa comincia a ricoprirsi gradualmente di lunghi peli.

COSA E' IL SESSO

Definizione tratta dall'Enciclopedia Treccani

"sèsso s. m. [dal lat. sexus -us;]. – Il complesso dei caratteri anatomici, morfologici, fisiologici (e negli organismi umani anche psicologici) che determinano e distinguono tra gli individui di una stessa specie, animale o vegetale, i maschi dalle femmine e viceversa: la determinazione del s.; s. maschile, s. femminile.
Sotto l'aspetto biologico, la distinzione del sesso si ha soltanto negli organismi a riproduzione sessuale o gamica (la quale consiste, tipicamente, nella unione di un gamete maschile con uno femminile): il sesso maschile è caratterizzato dalla produzione di gameti piccoli e per lo più mobili (spermatozoi o spermî negli animali, microgameti nelle piante), quello femminile dalla produzione di gameti di dimensioni maggiori, talora molto cospicue, per l'accumulo di sostanze di riserva (uova negli animali, macrogameti o ovuli nelle piante); gli organi in cui i gameti subiscono le fasi di maturazione si chiamano con termini generali gonadi negli animali (rispettivamente testicoli nei maschi, ovarî nelle femmine) e gametangi nelle piante (microgametangi o spermatangi quelli maschili, macrogametangi o ooangi quelli femminili).

In genetica, s. omogametico, quello che ha cromosomi sessuali omologhi (XX o ZZ), e produce quindi gameti tutti uguali con una sola X o una sola Z; s. eterogametico, quello che ha cromosomi sessuali eteromorfici (XY) o (ZW), e produce quindi due diversi tipi di gameti. b. L'appartenenza di ogni singolo individuo all'una o all'altra delle due condizioni: individuo, animale, pianta di s. maschile, di s. femminile."

Come si deduce facilmente dalla descrizione anatomo fisiologica precedente e dalla definizione data dall'enciclopedia, nella nostra specie esistono soltanto due sessi.

D'altra parte il sesso serve esclusivamente alla riproduzione ed al mantenimento della specie.

Naturalmente possono esistere patologie fisiche nella determinazione del sesso, come le 2 sindromi di Turner e di Klinefelter. In sintesi:

Sindrome di Turner

Si tratta di una rara malattia genetica che colpisce esclusivamente il sesso femminile.

Consiste nell'assenza o la presenza parziale di uno dei due cromosomi sessuali X.

Le donne affette da sindrome di Turner presentano dei caratteri somatici particolari.

In aggiunta, complice un errore in fase di sviluppo, queste donne mancano di ovaie funzionali. E' anche nota come sindrome di Ullrich-Turner o monosomia X e con la sigla alfanumerica 45,X. (normalmente i cromosomi sono 46).

Le statistiche dicono che nasce affetta da sindrome di Turner una donna ogni 2.000-2.500.

In realtà, questa malattia genetica è più comune di quanto sopra riportato, ma nella maggior parte dei casi è causa di aborto o di morte alla nascita.

Dalla sindrome di Turner non è possibile guarire.

Sindrome di Klinefelter.

La sindrome di Klinefelter è una malattia genetica che colpisce solo i maschi.

Ciò che caratterizza questa malattia è la presenza di un cromosoma X extra (trisomia).

Tale cromosoma non consente, durante la pubertà, il normale sviluppo dei caratteri sessuali prettamente maschili. Le cellule dei pazienti con sindrome di Klinefelter possiedono pertanto un corredo cromosomico 47,XXY.

Gli uomini con un cromosoma X extra presentano:

Anomalie a livello dei testicoli (le gonadi maschili), chiamate anche *disgenesie testicolari*.

Caratteri sessuali secondari poco sviluppati.

Caratteri somatici femminili.

La sindrome di Klinefelter affligge un maschio ogni 500 nuovi nati.

Il dato è, però, incerto. Infatti, altre stime parlano di un caso ogni 1.000 nuovi nati.

Questa incertezza è dovuta al fatto che alcune forme lievi della malattia passano inosservate, in quanto determinano segni e sintomi quasi impercettibili.

Inoltre, ogni 100 maschi non fertili, 3 hanno la sindrome di Klinefelter.

Sempre legati ad alterazioni genetiche esistono casi di **Ermafroditismo.**

L'ermafrodita è una persona che ha, fin dalla nascita, caratteri sessuali sia maschili che femminili, in pratica un fenomeno di coesistenza causato da un'alterazione rara che interviene nei processi di differenziazione dei genitali.

Si ha così lo sviluppo contemporaneo di tessuto ovarico e testicolare in soggetti che, dal punto di vista genetico, sono definibili maschi o femmine.

Il tessuto ovarico e quello testicolare possono trovarsi in due gonadi distinte (ovaio e testicolo), oppure possono essere riuniti in uno stesso organo, chiamato **ovotestis**.

Per quanto riguarda l'aspetto esteriore, invece,

l'ermafrodita può avere caratteristiche molto diverse: puramente femminili, ambigue o puramente maschili.

Si tratta di una patologia rara, dovuta ad un'anomalia nei processi di differenziazione dei genitali, che avvengono durante l'embriogenesi.

Quest'anomalia porta allo sviluppo simultaneo di tessuto ovarico e testicolare, in soggetti che presentano una costituzione cromosomica normale (rispettivamente XY se maschio e XX se femmina), un chimerismo XX/XY oppure un mosaicismo XY/XXY.

La conseguenza è una sindrome clinica altamente variabile: l'ermafrodita può presentare caratteristiche che vanno da genitali esterni che simulano strutture maschili o femminili normali, fino a ogni grado di ambiguità, come la presenza di alcuni attributi anatomici di entrambi i sessi.

Al di fuori di queste alterazioni genetiche che portano ad alterazioni nella determinazione del sesso, non esistono altre ambiguità nella determinazione dell' identità sessuale.

Diversamente ci si trova nel campo dei disturbi mentali.

GABRIELE BURACCHI

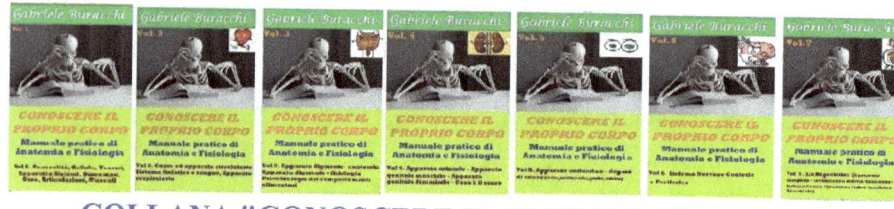

COLLANA "CONOSCERE IL PROPRIO CORPO"

Questa collana comprende i seguenti volumi

VOLUME 1
Generalità, la Cellula, Apparati e Sistemi, le Ossa, le Articolazioni, i Muscoli

Volume 2
Cuore ed apparato circolatorio, Sistema linfatico e sangue, Apparato respiratorio

Volume 3
Apparato digerente - anatomia, Apparato digerente - fisiologia, Psicobiologia dei comportamenti alimentari

Volume 4
Apparato urinario, Apparato genitale maschile e femminile, Cosa è il Sesso

Volume 5
Ghiandole endocrine ed ormoni, Gli organi di senso

Volume 6

Sistema nervoso-generalità, Sistema nervoso centrale, Sistema nervoso periferico

Volume 7: La Digestione (il processo completo, Termogenesi indotta dalla dieta- Indice e Carico Glicemico -Indice Insulunico.Mirobiota

ALTRI LIBRI PUBBLICATI SU AMAZON

LI TROVI QUI

Invecchiare rimanendo giovani

Prostata. Istruzioni per l'uso (edizioni anche in inglese, francese e spagnolo)

Panciosità. Manuale di amicizia con il cibo.

Combatti Stress, Ansia, Depressione (edizione anche inglese)

Memorie di un Nutrizionista

Occhio alla TV. I danni alla salute prodotti dalla televisione
Di dieta in dieta. Tutte le diete che servono.

Mangiare bene per vivere in salute

Stress

Una storia d'amore. Romanzo storico

CIOCCOLATO. cibo o droga? Forse entrambe le cose !
Origine, storia, botanica del cioccolato, sue proprietà nutrizionali, terapeutiche e psicoattive.

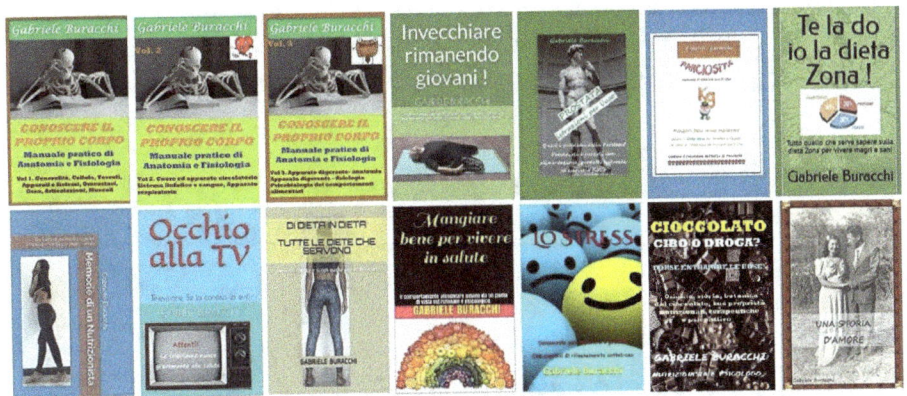

I MIEI LIBRI SU AMAZON IN LINGUA ITALIANA

Te la dò io la dieta Zona (edizioni anche in inglese, francese e spagnolo *collana Dieta Zona*
COSA E' IL GRASSO? A COSA SERVE? COME AVERE SOLO QUELLO NECESSARIO? *collana Dieta Zona*

BLOCCO E BLOCCHETI DELLA DIETA ZONA SPIEGATI FACILI *collana Dieta Zona*

DIETA PALEO IN ZONA *collana Dieta Zona*

DIETA MEDITERRANEA IN ZONA *collana Dieta Zona*

DIETA VEGETARIANA-DIETA VEGANA in ZONA. *collana Dieta Zona*

GABRIELE BURACCHI

Dieta Zona, ma non solo: 10 diete utili spiegate semplicemente *collana Dieta Zona*

Panciosità. Manuale di amicizia con il cibo. *collana Dieta Zona*

DIETA ZONA. Attività fisica:
collana Dieta Zona

Se sei interessato ad una corretta alimentazione visita il mio sito

WWW.dietazonaonline.com

se mi vuoi scrivere
g.buracchi@gmail.com

www.ingramcontent.com/pod-product-compliance
Lightning Source LLC
Chambersburg PA
CBHW070306220526
45465CB00004B/1773